临床急危重症救治与监护

孙义华　邹小芳　陈斯瑶
张兰兰　谢逸群　洪怡瑜　主编

上海科学技术文献出版社
Shanghai Scientific and Technological Literature Press

图书在版编目(CIP)数据

临床急危重症救治与监护 / 孙义华等主编. -- 上海 : 上海科学技术文献出版社, 2024. 8. -- ISBN 978-7-5439-9270-2

Ⅰ. R459.7;R472.2

中国国家版本馆 CIP 数据核字第 2024NE8362 号

责任编辑:付婷婷
封面设计:崔爱红

临床急危重症救治与监护
LINCHUANG JIWEI ZHONGZHENG JIUZHI YU JIANHU
孙义华　邹小芳　陈斯瑶　张兰兰　谢逸群　洪怡瑜　主编
出版发行:上海科学技术文献出版社
地　　址:上海市淮海中路 1329 号 4 楼
邮政编码:200031
经　　销:全国新华书店
印　　刷:北京中汇数字印刷有限公司
开　　本:787mm×1092mm　1/16
印　　张:7.625
字　　数:190 000
版　　次:2024 年 10 月第 1 版　2024 年 10 月第 1 次印刷
书　　号:ISBN 978-7-5439-9270-2
定　　价:78.00 元
http://www.sstlp.com

《临床急危重症救治与监护》
编委会

主　编　孙义华　邹小芳　陈斯瑶　张兰兰
谢逸群　洪怡瑜

副主编　张　静　于晓钧　郜　斌　李　超
王桂琴　汤　敏　李　多　梁晓丽
韩　强　吴　建　李　斌　冯运娇
李金钟　刘　阳　段加方　王波金

编　委　（以姓氏笔画为序）

于晓钧　广西梧州市红十字会医院
王　赟　青海省第四人民医院
王波金　广东省人民医院
王桂琴　北京市和平里医院
冯运娇　崇仁县人民医院
刘　阳　南京市高淳人民医院
刘佳明　重庆市万盛经济技术开发区人民医院重症医学科
汤　敏　临海市第一人民医院
孙义华　重庆市巫山县人民医院
李　立　昆明市中医医院（云南中医药大学第三附属医院）
李　多　首都医科大学附属北京路河医院
李　超　天津市第一中心医院
李　斌　呼和浩特市第一医院
李金钟　北京市第六医院
吴　建　东莞市黄江医院
邹小芳　广州医科大学附属第三医院
张　静　首都医科大学附属北京安贞医院
张代民　南京医科大学附属逸夫医院

张兰兰　四川大学华西医院
陈斯瑶　广东省人民医院，南方医科大学附属广东省人民医院（广东省医学科学院）
郜　斌　天津市120急救中心
段加方　南京大学医学院附属泰康仙林鼓楼医院
洪怡瑜　南方医科大学珠江医院
梁晓丽　重庆市渝北区人民医院
韩　强　山西省汾西矿业集团总医院
谢逸群　中南大学湘雅二医院

前　言

急危重症医学是一个快速发展的新兴学科，它致力于迅速、准确地对突发或病情急剧恶化的患者进行诊断与救治，以挽救生命。该学科广泛涵盖了从伤病现场急救到转运途中的紧急处理，再到医院急诊与危重症监护的各个环节。因此，它要求医务人员具备深厚的医学理论知识、丰富的临床抢救经验以及熟练的救治技能，以应对各种复杂多变的急危重症情况。

本书紧扣急诊与重症医学的前沿发展，旨在提升临床医生的急救能力。通过深入剖析常见急危重症疾病的发生与发展规律，帮助医生系统掌握急诊医学的基本理论、知识、技能和操作，进而提升急危重症抢救的成功率，降低病死致残风险。

本书内容广泛，不仅涉及现场急救和院内急救的各个环节，还涵盖了急性疾病、疾病的急性阶段以及危重症患者的诊疗与监护。本书重点介绍了常见急危重症的诊疗思路、诊疗技术的最新进展与应用，包括疾病的病因病理、发病机制、临床表现、诊断与鉴别诊断、救治流程与方案等，为临床医生提供了全面而深入的指导。

本书兼具实用性、前沿性和可读性，非常适合急诊与急危重症相关科室的医护人员，特别是主治医师、研究生和医学生参考阅读。由于编者编写经验及编写风格有所差异，书中难免存在不足之处，敬请广大读者提出宝贵意见和建议，以供日后修订时参考。

编　者

2024 年 6 月

目 录

第一章　泌尿系统急危重症

第一节　急性肾小球肾炎

急性肾小球肾炎，简称急性肾炎，是常见的肾小球疾病。临床上急性起病，病程短。主要表现为血尿、蛋白尿、少尿、水肿、高血压和短暂肾功能损害等。急性肾炎的发病，大多数由链球菌感染后引起的变态反应所致，故在临床上多称为链球菌感染后肾小球肾炎。

一、病因与发病机制

1.病因

链球菌感染是急性肾小球肾炎最常见的病因，但并非所有链球菌感染都能引起肾炎，只有致肾炎菌株甲族乙型溶血性链球菌（β溶血性链球菌）才能引起本病。非链球菌的其他细菌（如葡萄球菌、肺炎双球菌、伤寒杆菌等）、病毒（各型肝炎病毒、麻疹等）、寄生虫（如疟原虫、血吸虫等）和梅毒螺旋体等也可患本病。

2.发病机制

根据流行病学、临床表现、免疫病理及动物实验的研究，已知本病的发病机制是与链球菌感染有关的免疫反应，通常在链球菌感染后1～3周后发生，其发病时间与体内免疫反应过程所需时间一致。致病的肾炎菌株的某些成分作为抗原，在体内产生抗体，以抗原抗体复合物的形式经血液循环沉积在肾小球；这些特异性抗原亦可直接沉积在肾小球基底膜上皮侧，再与机体内产生的相应抗体相结合（原位型）；少数可为抗基底膜抗体型。以上3种免疫反应均可引起一系列炎症反应从而导致急性肾炎的产生。此外，在导致肾组织的损伤中，局部炎症介质及补体的激活起了重要作用，它具有白细胞趋化作用，通过肥大细胞释放血管活性物质，改变毛细血管通透性及具有细胞毒直接作用，均可在局部炎症中起重要作用。

3.病理

肾脏体积较正常增大，病变主要累及肾小球。病变类型为毛细血管内增生性肾小球肾炎。光镜下通常为弥漫性肾小球病变，以内皮细胞及系膜细胞增生为主要表现，急性期可伴有中性粒细胞和单核细胞浸润。病变严重时，增生和浸润的细胞可压迫毛细血管袢使管腔狭窄或闭塞。肾小管病变多不明显，但肾间质有水肿及灶状炎性细胞浸润。免疫病理检查可见IgG及

C_3呈粗颗粒状沿毛细血管壁和(或)系膜区沉积。电镜检查可见肾小球上皮细胞下有驼峰状大块电子致密物沉积。

二、临床表现

急性肾炎临床表现轻重悬殊,轻者全无临床症状,只在检查时发现镜下血尿;重者可呈急进性过程,其典型临床表现者如下述。

1.潜伏期

急性肾炎与原发链球菌感染之间有 1～3 周的潜伏期,皮肤感染后潜伏期较长,平均 18～21 天,潜伏期存在的主要原因是急性肾炎,并不是链球菌感染直接感染肾脏,而是变态反应的结果,而抗体的产生需要 1～3 周的时间,这段时间就形成了链球菌感染与急性肾炎之间的潜伏期。

2.血尿

约一半患者出现肉眼血尿,它常是起病的首发症状,患者尿液的颜色从黄色转为混浊的棕色,呈洗肉水样或酱油样。肉眼血尿一般会在发病后 2 周转为镜下血尿,镜下血尿持续时间较长,3～6 个月,少数患者甚至持续 1～2 年。

3.水肿

约 80%的患者出现水肿,也常常是发病第一症状,轻者为晨起眼睑浮肿,严重时波及全身,多为不可凹性浮肿,指压无凹痕;但若患者蛋白尿严重,也可出现低蛋白浮肿,即为可凹性浮肿。

4.高血压

见于 80%左右的患者,血压多轻、中度升高(130～150/90～110 mmHg)。急性肾炎引起高血压多为容量依赖性高血压,也就是少尿引起的水、钠在体内潴留,血容量过多引起的高血压。因此高血压多数随水肿消退可降至正常。

5.少尿

急性肾炎时,由于肾小球滤过率减少导致少尿。大部分患者起病时每日尿量少于 400 mL。少尿可以引起一系列症状,如水肿、高血压、氮质血症。患者只要能及时地治疗及充分休息,2 周后尿量可逐渐增多,氮质血症及高血压也可因利尿而逐渐恢复正常。

6.其他

儿童常有疲乏、厌食、恶心、呕吐、头痛、腰部钝痛等全身非特异性症状,若感染未控制,患者可表现发热。成人全身症状相对较少。

三、辅助检查

1.尿液检查

血尿是急性肾炎的重要表现,几乎每例都有,利用显微镜检查可证明本病尿检中 80%以上的红细胞是变性的多形性红细胞。尿沉渣中如见到红细胞管型则提示具有诊断意义,此外也可见到透明或颗粒管型。

尿蛋白定性为(+)～(++)。24 h 尿蛋白定量通常在 1～2 g。少数患者尿蛋白大量,甚至出现肾病综合征。若病情好转,则尿蛋白减少,通常在 3～6 个月内消退。如尿蛋白持续在 1 年以上或尿蛋白转阴一段时间又持续出现阳性，提示可能演变成慢性肾炎。

2.血常规检查

患者常见轻度贫血，贫血与血容量增大、血液稀释有关，待利尿消肿后即可恢复。白细胞计数大多正常，但感染灶未愈时，白细胞总数及中性粒细胞常增高。

3.肾功能检查

约半数患者可有暂时性肾小球滤过率减退，一般只表现血尿素氮升高及内生肌酐清除率降低，一般血肌酐正常。急性肾炎恢复期肾功能逐渐恢复正常。

4.补体测定

急性肾炎时绝大多数患者血中总补体及C_3都明显降低，在6～8周恢复正常。如血清补体持续降低，可作为病情仍在进展的指标。

5.抗链球菌溶血素“O”

急性肾炎的50%～80%抗“O”增高，通常在感染后2～3周开始增高，3～5周滴度最高，以后逐渐降低。抗“O”滴度升高只表明近期有链球菌感染，提示急性肾炎的病因可能与链球菌感染有关，但滴度高低与肾炎的严重程度及预后无关。

四、诊断与鉴别诊断

1.诊断

急性肾炎的诊断并不困难，典型的病例，尤其是少年儿童患者上呼吸道感染或皮肤化脓性炎症后7～20天出现少尿、浮肿、高血压及茶色尿，尿液检查尿蛋白阳性，有红细胞和管型，血清补体下降，即可诊断为急性肾炎。如血清抗“O”滴度在1∶400以上，咽拭子培养或皮肤脓液培养找到乙型溶血型链球菌，有助于判断链球菌感染后肾炎。症状不典型时需多次查尿常规，根据尿的典型改变及补体下降也可做出诊断，但如果病情的发展不像急性肾炎那样经过休息治疗逐渐好转，血清补体持续下降超过8周，则应考虑有其他类型肾小球肾炎的可能性，必须作肾穿刺明确诊断。

2.鉴别

(1)发热性蛋白尿

在某些急性感染发热期间(如扁桃体炎、丹毒、肺炎、骨髓炎等)，部分患者往往出现蛋白尿及管型尿，有时可见镜下血尿，易与不典型急性肾炎相混淆，此可能与肾血流量增加、肾小球通透性增加及肾小管上皮细胞肿胀有关。急性感染期蛋白尿发生于感染、高热的极期，不伴高血压及水肿等肾脏疾病的临床表现，热退后尿异常迅速消失。

(2)全身系统性疾病引起急性肾炎综合征

常见于系统性红斑狼疮、过敏性紫癜、结节性多动脉炎或其他弥散性血管炎等。其中部分患者肾脏受损方面的临床表现与急性肾炎相似，但具有其他系统病变的临床表现及特殊检查所见。

(3)急进性肾炎

少数病例临床起病和典型急性肾炎相似，但病情急剧恶化，出现进行性肾功能衰竭。凡病程1个月以上，肾功能不好转反而恶化者，应考虑本病，需及时肾穿刺活检以利早期诊断和治疗。

(4)慢性肾炎急性发作

既往病史不明确的慢性肾炎患者,若有急性发作时,易与急性肾炎相混淆。除认真询问既往史外,潜伏期短于3～5天,较显著的贫血,血浆蛋白浓度降低,肾功能持续性减退,长期高血压引起心脏和眼底改变。X线检查及B超检查发现双肾已缩小,均有利于慢性肾炎的诊断。

五、治疗

本病治疗以休息及对症治疗为主。急性肾衰竭病例应予以透析,待其自然恢复。本病为自限性疾病,不宜应用糖皮质激素及细胞毒性药物。

1.一般治疗

急性期应卧床休息,待肉眼血尿消失、水肿消退及血压恢复正常后逐步增加活动量。急性期应予低盐(每日3 g以下)饮食。肾功能正常者不需限制蛋白质入量,但氮质血症时应限制蛋白质摄入,并以优质动物蛋白为主。明显少尿者应限制液体摄入量。

2.治疗感染灶

既往主张病初注射青霉素10～14天(过敏者可用大环内酯类抗生素),但现可能存在争议。反复发作的慢性扁桃体炎,待病情稳定后[尿蛋白少于1个(+),尿沉渣红细胞少于10个/HP]可考虑做扁桃体摘除,术前、术后两周需注射青霉素。

3.对症治疗

包括利尿消肿、降血压,预防心脑合并症的发生;休息;低盐饮食;利尿后高血压控制仍不满意时,可加用降压药物。

4.透析治疗

少数发生急性肾衰竭而有透析指征时,应及时给予透析治疗以帮助患者渡过急性期。由于本病具有自愈倾向,肾功能可逐渐恢复,一般不需要长期维持透析。

5.中医药治疗

急性肾小球肾炎属中医“风水”概念,多是感受风寒、风热及湿邪所致。病变发展期有外感表证及水肿、尿少、血尿等症状,此期中医治疗往往采用祛风利水、清热解毒、凉血止血等治疗法则,常用方剂有越婢加术汤、麻黄连翘赤小豆汤等。

六、预后

急性肾炎是一个自限性疾病,一般预后良好,只要及时去除病因,辅以适当的治疗,儿童85%～90%,成人60%～75%的患者可完全恢复。老年人患急性肾炎的机会不多,但其预后在急性肾炎患者中最差。多数病例尿常规改变在3～6个月内恢复,少数患者急性期后临床表现消失,肾功能良好,但尿液中红细胞和少量蛋白可迁延1～2年才逐渐消失。少数病例病程迁延或转为慢性肾炎,个别病例急性期可因发生严重合并症而死亡。近年来由于防治工作的改进,死亡率已降至1%～2%,甚至无死亡。

第二节 急进性肾小球肾炎

急进性肾小球肾炎(rapidly progressive glomerulonephritis,RPGN),病情发展急骤,临床表现为蛋白尿、血尿、水肿、高血压等,在数周或数月内迅速发展为少尿、无尿、进行性肾衰竭,预后恶劣的肾小球肾炎的总称。病理上表现为广泛新月体形成,故又称为新月体性肾小球肾炎。急进性肾小球肾炎又称急性快速进展性肾小球肾炎,简称急进性肾炎。

以下 2 点是本病的突出特征。

(1)病情发展急骤,患者出现蛋白尿、血尿,并迅速发展为少尿或无尿的进行性肾功能损害,预后恶劣。

(2)多数患者在数周或数月内发生尿毒症,其病理改变以肾小球包曼囊内广泛的新月体形成为特征。

临床上多见于青、中年,男性居多,男女比例约 2∶1。有报道显示:本病春、夏季发病者较多,可呈急剧起病,但多数病例呈隐袭的发病,较快地发展为尿毒症,由于本病是肾小球疾病中病情最险恶者,20 年前曾经报道 90%以上此类患者于发病 1 年内发展为终末期肾衰竭,病死率相当高。

随着诊治水平的提高,新技术新疗法的应用,目前预后已大为改观,只要治疗及时、正确,疾病常可缓解。临床上,这类患者可见尿量迅速增多,肾功能逐渐改善,蛋白尿及血尿显著减轻,甚至已透析者可脱离透析。

一、病因与发病机制

(一)病因

急进性肾炎是一组由多种原因引起的肾小球疾病。一般将病因不明者称为原发性(或特发性)急进性肾炎;有明确原发病者称为继发性急进性肾炎,如继发于肺出血-肾炎综合征、过敏性紫癜、系统性红斑狼疮等。我国急进性肾炎患者以原发性及继发于狼疮性肾炎两种多见。病因尚不完全清楚,可能与糖类、感染、自身免疫等因素有关。根据免疫病理及发病机制,又可分为抗肾小球基底膜(GBM)抗体介导、免疫复合物介导及无免疫球蛋白和补体沉积等。基于免疫学发病原理(血清抗体及免疫病理表现)又可分为 3 型:Ⅰ型:IgG 的 C_3 沿肾小球毛细血管壁呈线条样沉积;Ⅱ型:IgG 和 C 和 C_3 沿系膜及毛细血管壁呈颗粒样沉积;Ⅲ型:肾小球中无免疫沉积物。现已知Ⅰ型为抗肾小球基膜抗体致病,Ⅱ型为免疫复合物致病,而部分Ⅲ型病例可能与肾脏血管炎相关,为细胞免疫致病。

(二)发病机制

1.光学显微镜检查

传统看法是早期肾小囊内有大量壁层和脏层上皮细胞增殖(以壁层上皮细胞为主)。增殖的上皮细胞在囊腔重叠成层,形成上皮细胞性新月体或呈环形包绕整个肾小囊壁层,称环状体。

有人认为在发病的几日内就可有新月体形成。增殖的上皮细胞之间可见纤维蛋白、多核巨噬细胞、中性粒细胞和红细胞等。这些病变相当广泛,严重者可累及80%左右的肾小球,在时间较长的病例,增殖的每层上皮细胞之间可见有新生的胶原纤维出现,之后逐渐形成纤维性新月体。现已公认新月体形成的数量与本病的严重性与预后密切相关。至于新月体形成的原理尚不十分清楚,多认为是纤维蛋白通过有病变的肾小球毛细管壁渗出到肾小囊腔内,刺激上皮细胞反应发生增殖,但纤维蛋白能否引起如此显著程度上皮细胞增殖尚属疑问,很可能还有其他未知的影响因素。巨噬细胞于球囊壁上增殖,可转化为上皮样细胞,形成新月体。新月体可自行消失,在有新月体的肾小球毛细血管丛可出现灶性坏死,继之毛细血管萎缩塌陷,并与新月体粘连使囊腔阻塞,最后整个肾小球可发生玻璃样变及纤维化。此外,肾小球毛细血管丛也可见到增殖性改变。本病理改变除肾小球突出病变外,间质内可有细胞浸润、水肿和纤维化等,间质病变程度也影响预后。

2.免疫荧光检查

主要可见免疫复合物呈颗粒状沉积和抗基底膜抗体呈线状沉积2型,免疫荧光呈线状沉积者多为IgG阳性,其中1/2～2/3病例可有C_3沉积,出现其他免疫球蛋白甚少罕见。免疫复合物型突出的免疫荧光改变,是在损害的肾小球毛细血管袢部位出现C_3、IgG和纤维蛋白(原),70%以上病例新月体内有纤维蛋白(原)存在,在新鲜的增殖新月体中均易见到,而在时间较久所谓旧的新月体中多缺如,新月体中从未出现各种免疫球蛋白。

3.电镜检查

可见新鲜新月体上皮细胞高度肿胀,体积增至32 μm。在早期增殖的球囊上皮细胞间有纤维蛋白束(条)和纤维蛋白样物质,后者多见于非常新鲜的新月体,特别是抗基底膜病型引起时,电镜下尚可见肾小球毛细血管内皮细胞和系膜细胞增殖肿胀及管腔变窄等急性炎症性改变。一些病例在基底膜的内皮细胞侧有纤维蛋白,甚至少许电子致密物沉积,肾小球基底膜可有不规则增厚、变薄、断裂或钉状突起等,近系膜区基底膜有明显增厚,免疫复合物沉积部位可在基底膜内皮细胞侧的基底膜中,上皮细胞侧基底膜也可出现驼峰样沉积。

二、诊断

(一)临床表现

(1)本病早期除乏力、食欲缺乏外,肾脏病表现较少,可有不同程度的水肿,随着肾功能恶化,尿毒症症状逐渐加重,尿量减少,部分患者可出现少尿或无尿。同时伴恶心、呕吐,少数可发生上消化道出血。重者可发生肺水肿、心包炎、代谢性酸中毒、高血钾,心律失常、脑水肿。

(2)本病男性发病率较高,男女比例为2∶1。除Ⅰ型好发于青、中年外,Ⅱ型及Ⅲ型均以中、老年患者为主。

(3)部分病例有前期呼吸道感染,起病较急,但多数隐袭起病,病情进展迅速。

(4)临床上除具备血尿(全部病例有血尿)、蛋白尿、水肿及高血压等急性肾炎综合征表现外,还有肾功能迅速进行性减退及早期出现少尿、无尿等显著特征,常在数周至数月内发展成尿毒症。

(5)患者常呈重度顽固性贫血。

(6)部分患者(尤其是Ⅱ型)可因蛋白尿导致肾病综合征,尿常规检查可见大量细胞或肉眼血尿,常伴细胞管型。

(7)血沉快,血小板减少,尿蛋白呈非选择性。

(8)肾功能进行性损害,表现为内生肌酐清除率下降,血肌酐及尿素氮明显增加,尿比重固定,血及尿中纤维蛋白降解产物升高,由于各型患者发病机制不同,各自具有不同的阳性免疫学试验结果:Ⅰ型血清抗肾小球基底膜抗体阳性;Ⅱ型循环免疫复合物常增多,血清补体 C_3 常降低;Ⅲ型血清中抗中性粒细胞质抗体(ANCA)常阳性。这些免疫学检查对鉴别各型新月体肾炎具有重要意义,影像学检查(B超及X线片)显示两侧肾脏均匀增大,此可与慢性肾炎急性发作所致的肾衰竭鉴别。

(9)实验室检查:①血清补体 CH_{50}、C_3 可减低。②尿液检查:尿蛋白阳性,但程度不一,可轻可重,尿沉渣常见变形红细胞、白细胞、红细胞管型等。③肾功能测定:发病早期抗肾小球基底膜抗中性粒细胞质抗体阳性率可达80%,常见于Ⅲ型急进性肾炎。

(二)诊断要点

(1)起病急、病情重、进展迅速:多在发病数周或数月内出现较重的肾功能损害。肾小球滤过率在短期内严重下降,在数周至数月内出现氮质血症或尿毒症,如未积极有效的治疗,患者大多数在6个月至1年内死于尿毒症。

(2)水肿、蛋白尿:一般有明显的水肿、蛋白尿、血尿、管型尿等,也有高血压、低蛋白血症及迅速发展的贫血。

(3)肾功能损害呈进行性加重可出现少尿或无尿,如病情未能得到及时、有效控制,常需替代治疗延长存活时间。

(4)肾盂静脉造影或肾B超检查:常显示双肾显著增大,但亦可大小正常,若肾影缩小者,可排除本病。

(5)肾活检:50%以上肾小球有新月体(或环状囊)形成,并占据50%囊腔。

三、治疗

对本症候群的治疗宜及早进行,若形成新月体的肾小球占70%以上,或血肌酐浓度在442 μmol/L以上者,虽积极抢救,但肾功能恢复机会不多,然常有个案报道严重病例经血透及积极治疗好转者。在此类患者血中常有高浓度抗基底膜抗体或免疫复合物,若不清除可继续作用于肾小球,造成不可逆的损害。此外,免疫反应激发的凝血,是刺激球囊上皮细胞增殖,形成新月体的主要条件。动物实验中早期使用肝素,可防止或减少新月体形成,因此可采用下列措施。

(1)使用大剂量肾上腺皮质激素及免疫抑制药,以抑制炎症反应,减少抗体生成。用480～1 000 mg泼尼松龙或500～1 000 mg琥珀氢化可的松静脉注射,连续4天,或间日注射4～6次;如无静脉注射剂,则服用大剂量泼尼松或地塞米松。采用琥珀氢化可的松100～200 mg加于5%葡萄糖液20 mL,静脉内注射,隔1～2 h重复1次,每日总量为500～1 000 mg,连续3天;之后改口服泼尼松40 mg/d,早期病例伴有间质水肿和炎症细胞浸润者,短期大剂量使用激素效果可能较好。对新月体和间质已纤维化以及后期病例,采用透析疗法为宜。

(2)应用抗凝药:低分子量肝素、尿激酶、华法林配合潘生丁等治疗。肝素治疗要早,持续用药时间要长，剂量适中，并严密观察出血倾向，每日 50～75 mg 加在 5%葡萄糖液 250 mL 中静脉滴注较为安全；尿激酶用法为每日 2 次，每次 2 万～4 万 U，静脉注射，维持优球蛋白溶解时间在 90～100 min。只要无出血等禁忌证发生，应长期连续使用肝素，并配合潘生丁静脉滴注或口服，两者可有协同作用。

(3)透析疗法：由于本病病程为持续进展，预后甚差，非透析疗法无肯定疗效，出现终末期肾功能衰竭病例应采用腹膜透析或血液透析，后两者较长期使用激素或免疫抑制药为安全；对年龄大、心血管功能差、有出血倾向者，以选用腹膜透析为宜；拟采用血浆置换者可先做血液透析。

(4)血浆置换法：以降低血中抗体或免疫复合物浓度。每天置换掉血浆 2～4 L 或每周 3 次，联合应用类固醇激素、细胞毒药物治疗 RPGN，尤其肾小球内 Ig 线性沉积者近期效果显著。对非抗基底膜抗体介导的 RPGN，血浆置换联合免疫抑制药治疗也可获得疗效。这类患者可能存在着“顿挫型”的系统性坏死性血管炎。由于缺乏糖皮质激素冲击加免疫抑制、血浆置换加糖皮质激素和免疫抑制药疗效的对比性前瞻性研究，因此血浆置换的疗效还不能肯定。目前由于血浆置换技术已有改进，特制的血浆滤器，且加用吸附血浆中抗体的容器，大部分血浆又可回输入患者体内，可节省大量的新鲜血浆，又可降低丙型肝炎的发生率。

(5)肾移植后 RPGN 患者有可能复发，但难以确定每一个病例究竟有多少复发的可能性。循环中存在抗基底膜抗体的患者，在开始血透治疗后观察 3～6 个月，然后再进行肾移植。在肾移植前，先行双肾切除术能否降低复发并无定论。

(6)抗 ICAM-1 和 VCAM-1 及它们的反受体 LFA-1、MAC-1 和 VLA-4 能抑制抗 GBM 抗体引起鼠模型的蛋白尿和肾小球中白细胞的浸润。

第三节　急性肾盂肾炎

一、概述

本病以育龄期女性为多见，往往有尿路感染的诱因，起病急骤，临床表现为高热寒战，伴有头痛乏力，全身疼痛，尤其腰痛重，可伴有下腹部疼痛，常伴有膀胱刺激症状，如尿痛、尿频、尿急，双肾区叩痛明显，尿常规检查可与其他疾病鉴别，多数患者尿检可见白细胞管型，红细胞、蛋白、尿细菌培养阳性。一般经有效抗生素治疗预后良好，部分可转为慢性。

二、诊断

1.病史

各年龄组均可见，但以育龄期女性多见，大多数有尿路感染的诱因。

2.临床表现

高热、寒战、腰痛、可伴有下腹部疼痛、恶心、呕吐，常有尿痛、尿急、尿频，肾区叩痛明显。

3.实验室检查

尿常规检查尿色浑浊,有时有肉眼血尿,显微镜尿检可见白细胞管型、红细胞、蛋白、尿细菌培养多为阳性。

三、鉴别诊断

如膀胱刺激症状不明显,应与其他可引起发热的疾病相鉴别,需多次检查尿常规。腰、腹痛明显者,要与急性胆囊炎、急性阑尾炎、盆腔炎、肾脓肿及慢性肾盂肾炎的急性发作相鉴别。

四、治疗

(1)注意休息,多饮水或输液,多排尿,降低渗透压,防止肾实质损害。

(2)去除原发病,如泌尿系结石、肿瘤、前列腺肥大等能引起尿路感染的诱因,必要时外科手术治疗。

(3)有效应用抗生素:对初发的患者细菌培养出结果前,可选用对肾脏无毒性的广谱抗生素;如有细菌培养加药敏结果,宜应用对细菌敏感的药物治疗,如 48 h 内症状无改善,应再选用其他抗生素,通常 10～14 天为 1 个疗程;如果症状消失,仍需继续用药 7～10 天,尿常规检查正常,可在停药 2 周后再做尿培养,连续 3 次培养阴性,可诊为近期治愈,如随访半年无复发者,为临床痊愈。

第二章　内分泌系统急危重症

第一节　酒精性酮症酸中毒

一、病因及病理生理

酒精性酮症酸中毒主要致病原因是乙醇、饥饿、呕吐，可能还有与胰岛素缺乏相关。酒精引起胃炎、肝功能损害和胰腺炎。胃炎影响了进食，肝功能损害引起代谢紊乱，胰腺炎使胰岛素分泌下降。酒精还有直接诱发酮症的可能，乙酸盐为脂肪和酮体形成提供大量底物，在乙醛氧化过程中破坏了还原型辅酶(nicotinamide adenine dinucleotide phosphat，NADH)/NAD^+平衡，使 NADH 增多。NADH 只使从乳酸盐开始进行的糖异生减少，3β 羟丁酸(β-OHB)/乙酰乙酸(acetoacetic acid，AcAc)之比增加。糖异生的抑制使糖原的形成和储存都减少，从而抑制了碳水化合物的代谢。另一方面，胰岛素及胰高糖素降低，这将推动脂肪分解及酮症形成。

饥饿是酒精性酮症酸中毒的重要特点，也是主要发病机制之一。饥饿时肝糖原减少、脂肪分解增加、胰岛素/胰高血糖素之比降低、酮体生成增多。饥饿实验发现胖人饥饿后全血 3β-OHB 和 AcAc 可高达 50 mmol/L，相当于血清中 7～8 mmol/L 浓度。

呕吐引起脱水、肾功能损害、血中 3β-OHB 及 AcAc 潴留。严重脱水甚至导致循环衰竭，引起乳酸性酸中毒。胃酸丢失可致代谢性碱中毒。而代谢性碱中毒增强了肾脏对尿钾、镁、磷的排泄。有人还发现脱水还可导致胰岛素拮抗激素分泌增加。

胰岛素缺乏。少数酒精性酮症酸中毒患者入院时有轻度或中度高血糖，但恢复后大多数人的糖耐量正常，恢复期也没有糖尿病的证据。酒精性酮症酸中毒时测定胰岛素，一些患者是降低的。一些学者发现给酒精性酮症酸中毒患者葡萄糖刺激分泌的胰岛素低于实验的饥饿患者用葡萄糖刺激的胰岛素的分泌量，这提示在酒精性酮症酸中毒期间胰岛素分泌有轻度不足。

乳酸性酸中毒是轻微的，血中乳酸通常为 2～4 mmol/L。以前认为酒精性酮症酸中毒时乳酸盐形成增多，现在认为可能是乳酸盐利用减少。酒精性酮症酸中毒伴有乳酸性酸中毒主要是由于有抽搐、肺炎缺氧、胃肠出血及急性胰腺炎等。乙醇很可能加重并促进这些患者发生乳酸性酸中毒，还有少数患者发生乳酸性中毒可能是由于维生素缺乏。

二、临床表现及检查

1.酒精性酮症酸中毒的临床表现

酒精性酮症酸中毒患者有长期酗酒或嗜酒史，虽然能进食但食量非常少，入院前两天有严重的呕吐、显著脱水、库斯莫尔(Kussmaul)呼吸、呼出的气味有丙酮味伴不同程度的神志混乱。这种患者的临床表现和糖尿病酮症酸中毒的临床表现几乎完全相同。

2.酒精性酮症酸酸中毒的实验室检查

主要实验室发现是酮症酸中毒、呕吐及脱水引起的体液和电解质紊乱，酸碱紊乱有多种形式，最多见的是酮症酸中毒及代偿性通气增强所致的呼吸性碱中毒，有的患者表现为混合性酸碱紊乱：①代谢性酸中毒；②由于腹痛和震颤性谵妄引起的呼吸性碱中毒；③呕吐引起的继发性代谢碱中毒。一些患者甚至合并有严重的乳酸性酸中毒，这是大量酗酒所致出血性胰腺炎的继发表现。一些患者虽然有严重的酸碱紊乱，但血 pH 却正常，这是同等程度的酸碱紊乱相互抵消的结果。有代谢性酮症酸中毒的患者和呼吸性碱中毒的患者，血 pH 和 HCO_3^- 可以显著降低。有酮症酸中毒和代谢性碱中毒的患者血气显著降低。有酮症酸中毒和代谢性碱中毒的患者血氯显著降低，少数患者甚至 pH 增高。

3β-羟丁酸(3β-OHB)和乙酰乙酸(AcAc)之比，酒精性酮症酸中毒患者比糖尿病酮症酸中毒患者高。一些学者报道酒精性酮症酸中毒患者 33β-OHB/AcAc 为 5.2～7.2，而糖尿病酮症酸中毒为 2.88 左右。3β-OHB 的异常增高可能与乳酸性酸中毒有关，硝基氢氰酸盐反应对丙酮最敏感，对 3β-OHB 完全没有反应，这非常容易引起临床误诊。所以如果是酗酒患者，主要表现为乳酸性酸中毒、甲醇中毒或乙醇中毒时有阴离子间隙增大的代谢性酸中毒，而硝基氢氰酸盐反应仅为弱阳性。

脱水可使血红蛋白浓度升高，原来有贫血的患者血红蛋白正常或仍然低于正常。脱水还可引起氮质潴留，但严格限制蛋白摄入的患者，甚至在有肾功能减退的情况下尿素氮也可能不升高。AcAc 干扰肌酐的测定，血肌酐可假性升高。

即使原来有低钾的患者当发生酒精性酮症酸中毒时，钾可因脱水而正常，但如果治疗期间不补钾，可以造成低钾。血气和碳酸氢钠取决于酸碱紊乱的类型及呕吐的严重程度。血糖浓度可正常、升高或降低，少数患者可有中度高血糖，但没有糖尿病的证据。

虽然大量摄入乙醇有发生高乳酸性酸中毒的倾向，但血乳酸的浓度通常是很低的，除非有严重的癫痫样抽搐或用了其他能诱导乳酸增多的药。单纯酒精性酮症酸中毒患者血乳酸都只有轻度或中度升高(2～4 mmol/L)。如果一个酒精性酮症酸中毒患者有重度的高乳酸血症或乳酸性酸中毒，通常是由于患者有癫痫样发作、肺炎、缺氧、胃肠道出血或缺乏维生素 B_1 导致。酒精性酮症酸中毒患者入院时血中乙醇一般正常或只有轻微升高，只有少数患者是明显升高的。肝功能常有损害，如胆红素轻度升高、转氨酶升高。这些变化通常在几周内恢复正常。

血尿酸盐水平也常常升高。而且和尿素氮的升高不成比例。尿酸盐升高的原因可能是脱水、3β-OHB 及 AcAc 竞争性减少了肾小管对尿酸盐的分泌。酒精性酮症酸中毒恢复后，高尿酸盐血症也迅速恢复。

三、诊断及鉴别诊断

酒精性酮症酸中毒的鉴别诊断主要是鉴别嗜酒患者阴离子间隙增大的代谢性酸中毒的原因。大部分患者尿酮体、血酮体阳性，少数阴性，pH 正常甚至升高不能排除酒精性酮症酸中毒的诊断，因为酒精性酮症酸中毒患者可同时合并严重的代谢性或呼吸性碱中毒，可使 pH 正常或升高。

(1)要鉴别的主要疾病是糖尿病酮症酸中毒，嗜酒的患者可以产生糖尿病酮症酸中毒，一些患者可以糖尿病酮症酸中毒与酒精性酮症酸中毒同时存在，对这些患者可用胰岛素治疗。但是单纯酒精性酮症酸中毒不需要也不应该使用胰岛素治疗。

(2)乳酸性酸中毒是第二个必须鉴别的原因。严重乳酸性酸中毒时，通常是由于有抽搐、合并其他严重疾病，常有呼吸衰竭。最困难的问题是少数酒精性酮症酸中毒患者只有弱阳性或阴性的硝基氢氰酸盐反应，而 3β-OHB 增高，即 3β-OHB 酸中毒，这些患者的 AcAc 几乎不高，也几乎没有乳酸升高。解决阴离子间隙增高、硝基氢氰酸盐试验阴性而又没有明显的乳酸性酸中毒患者的办法是静脉补充维生素 B_1、葡萄糖和盐，继续寻找乳酸性酸中毒的原因，如可能，迅速测定血乳酸盐和 3β-OHB 明确诊断。

(3)鉴别诊断还要考虑严重中毒，如甲醇、乙二醇、水杨酸等。甲醇中毒可引起视力损害、阴离子间隙增大，但没有酮症。一些嗜酒患者可发生乙二醇中毒，乙二醇可引起阴离子间隙增大、尿中晶体形成、少尿甚至肾衰，但没有酮体形成。水杨酸中毒像酒精性酮症酸中毒一样，可伴有各种酸碱紊乱，但成年人主要是呼吸性碱中毒、血 pH 增高、PCO_2 显著降低。

(4)少数嗜酒者可能饮入乙丙基乙醇，它能代谢为丙酮，硝基氢氰酸盐反应强阳性，但不形成 AcAc。

四、治疗

酒精性酮症酸中毒治疗的目的主要是纠正脱水、电解质紊乱及酸碱平衡紊乱，治疗并发症。主要治疗措施是静脉给予盐、葡萄糖、钾盐及维生素 B_1，一般能迅速纠正各种紊乱，通常不需碳酸氢钠和胰岛素，对镁和磷的使用还有争议。

1.补充盐

静脉输入生理盐水的速度取决于脱水的严重程度。有循环衰竭时，开始应快速输入 0.9% 生理盐水和葡萄糖，这样可改善肾功能，促进 3β-OHB 和 AcAc 排泄。如果有代谢性碱中毒，氯化钠溶液可使之减轻。

静脉滴注生理盐水(0.9%氯化钠溶液)之后，可改成 5%葡萄糖和 0.3%或 0.45%的氯化钠溶液混合滴注。肾功能正常的人应同时补充氧化钾，因为酒精性酮症酸中毒时的饥饿、尿钾排泄增多等因素通常都有钾缺乏。

2.补充葡萄糖

对酒精性酮症酸中毒患者是否补充葡萄糖目前尚有争议。一些人认为补充葡萄糖没有根据，他们认为大多数酒精性酮症酸中毒患者的酮症非常轻，且主要是乳酸性酸中毒。但另一些人从实践中证实补充糖的酒精性酮症酸中毒患者比单纯补盐的患者的酮体恢复得更快。我们认为，在酒精性酮症酸中毒时，补充葡萄糖虽然不是必需的，但对纠正脱水来说比盐水更好。

3.补充维生素 B_1

维生素 B_1 是必需的，因为有些患者有维生素 B_1 的缺乏和维生素 B_1 缺乏继发的乳酸性酸中毒，一些患者在维生素 B_1 缺乏时可因合并其他原因而出现 Wernicke's 脑病（维生素 B_1 严重缺乏引起的营养缺乏性代谢性脑病）。

4.关于碳酸氢钠

多数患者不需静脉使用碳酸氢钠，但对 pH 降至 7.0～7.1 的患者应用可能有益，酒精性酮症酸中毒患者时很少出现这样严重的酸中毒。

5.关于胰岛素

对原有糖尿病或酒精性酮症酸中毒治疗期间出现严重高血糖的可使用胰岛素。酒精性酮症酸中毒患者在恢复后仍有高血糖者应警惕糖尿病的存在。

6.关于磷与镁

虽然酒精性酮症酸中毒患者和糖尿病酮症酸中毒患者一样存在磷缺失，但没有证据说明必须用磷来治疗酒精性酮症酸中毒，而且用磷治疗可引起低钙抽搐。通常也不需要镁来治疗，只有证实有低镁的患者才可用镁治疗。

使用盐水、葡萄糖和含钾溶液之后通常在 12～24 h 内使脱水迅速得到改善。没有糖尿病的酒精性酮症酸中毒患者只有轻微的并发症时预后良好，有严重并发症与并发症者有死亡的报道。

第二节 急性低血糖

一、概述

低血糖症是一组多种病因引起的以血浆葡萄糖（简称血糖）浓度过低，临床上以交感神经兴奋和脑细胞缺糖为主要特点的综合征。一般以血浆葡萄糖浓度＜2.8 mmol/L（50 mg/dL）作为低血糖的标准。2005 年，美国糖尿病学会低血糖工作组对糖尿病患者的低血糖标准重新规定，认为无论是否为空腹状态，只要血糖值＜3.9 mmol/L（70 mg/dL），就应按低血糖处理，提示血糖＜3.9 mmol/L（70 mg/dL）时对机体的损伤就可能发生。

低血糖昏迷是低血糖症发展的最严重阶段，因为脑细胞没有储存能量的功能，全靠血中葡萄糖供能，低血糖达一定时间，即可导致昏迷，昏迷一定时间，则可导致不可逆转的脑细胞死亡。由于低血糖症是由许多异质性疾病组成的一种临床综合征，对其具体的发病率尚未见报道，但美国急救中心的统计数字显示因低血糖昏迷死亡的患者占 0.2％。

低血糖昏迷是最常见的糖尿病急性并发症，糖尿病患者低血糖昏迷的发病率高达 17.6％～20.0％。有学者指出“一次严重的医源性低血糖或由此诱发的心血管事件可能会抵消一生维持血糖在正常范围所带来的益处”。因此，对低血糖症及低血糖昏迷要充分重视，力求早发现、早诊断、早处理，抢救患者生命。

低血糖的分类：低血糖症的分类方法很多，根据血糖检测结果及临床表现，可以把低血糖症分为以下类型。①严重低血糖：需他人积极协助恢复意识，血糖正常后神经症状明显改善和消失；②症状性低血糖：明显低血糖症状，血糖＜3.9 mmol/L(70 mg/dL)；③无症状性低血糖：无明显低血糖症状，血糖＜3.9 mmol/L(70 mg/dL)；④可疑症状性低血糖：出现低血糖症状，但没有检测血糖；⑤相对低血糖：出现典型的低血糖症状，但血糖＞3.9 mmol/L(70 mg/dL)。

此外，根据低血糖症进展的速度可分为急性、亚急性和慢性低血糖症；根据低血糖症的发生与进食之间的关系可分为空腹性及非空腹性(或餐后)低血糖症；根据低血糖症的病因可将其分为器质性和功能性，或外源性、内源性和功能性；根据其发病机制可分为血糖利用过度或血糖生成不足等。

二、病因及发病机制

低血糖症病因复杂，不同分类方法有不同的临床意义，临床上可根据低血糖发生的时间、促发因素、发生原因和发病机制，通过病史、体征和实验室检查结果，进行综合分析。一般空腹低血糖症主要病因是不适当的高胰岛素血症，餐后低血糖症是胰岛素反应性释放过多。临床上反复发生空腹低血糖则提示有器质性疾病；餐后引起的反应性低血糖，多见于功能性疾病。目前，低血糖病因尚无一致的分类方法，以下主要讨论一些临床常见的病因。

(一)药物或毒物所致

1.胰岛素

自 1922 年胰岛素发现以来，医源性低血糖随之增加。英国前瞻性糖尿病研究、糖尿病控制和并发症试验等大规模前瞻性研究肯定了糖尿病强化治疗对微血管及大血管并发症防治的作用，但强化治疗组低血糖的发生率较传统治疗组增加了近 3 倍。

胰岛素治疗中发生低血糖的风险增加与试图维持接近正常的血糖水平相关。胰岛素用量过多，在糖尿病患者应用胰岛素强化治疗或胰岛素泵治疗时常见，可以是绝对量的过多，也可以是相对量的过多。常见于剂量过大、使用方法错误以及热量摄入不足、运动过量、进餐延迟、遗忘等情况。临床上，在使用胰岛素时出现低血糖症，应首先考虑胰岛素过量。此外，外源性胰岛素与生理性分泌波峰与低谷不相匹配也可导致低血糖，中效胰岛素适用于补充基础胰岛素的不足，注射 2～4 h 起效，峰值在 4～6 h，持续 12～18 h，睡前注射，高峰出现在正常血糖高峰(多在清晨的 6：00—9：00)之前，使夜间低血糖风险增加。长效胰岛素因注射部位和个体差异的不同而有不同的吸收速率，低血糖更难以预测。

2.口服降糖药物

胰岛素促泌剂(不论磺酰脲类还是格列奈类)通过阻断 K^+-ATP 通道，刺激 β 细胞分泌胰岛素来发挥作用。因此，只要是促泌剂，就可能会引起低血糖。磺酰脲类口服降糖药是引起低血糖的常见原因，这类药物中的一些有较长的半衰期，如格列本脲，可引起长时间的低血糖。有研究证实，磺酰脲类所致严重低血糖年发生率高达 1.8%。一些需要通过肾脏排泄的磺酰脲类药物，在合并糖尿病肾病、肾功能不全、肾衰竭时尤其应注意低血糖的可能。

一些非磺酰脲类口服降糖药，如瑞格列奈，其促进胰岛素分泌的作用需要一定的血糖浓度，但临床也常见有低血糖发生的报道。据报道，对 1 228 例患者的临床研究发现瑞格列奈的低血糖发生率为 16%，与磺酰脲类的低血糖发生率（18%）相近。有对那格列奈的研究显示，那格列奈的低血糖不良反应与其剂量相关，使用最大剂量（120 mg）时的不良反应发生数与安慰剂相比有显著差异。

有关单独使用双胍类药物致严重低血糖昏迷的报道较少，二甲双胍导致的低血糖反应可在饮酒后出现，但较少出现持续性低血糖及严重昏迷症状。李萍曾报道二甲双胍致低血糖昏迷 1 例，考虑与患者高龄、药物剂量偏大及个体差异致药物敏感性高等有关。因此，在二甲双胍治疗高龄糖尿病患者时，应该从小剂量开始，密切监测血糖，空腹血糖不能控制过低，以防低血糖的发生。

α 糖苷酶抑制剂，包括阿卡波糖、伏格列波糖和米格列醇。阿卡波糖的结构与寡糖非常相似，因此能竞争性地与 α 糖苷酶受体结合，阿卡波糖结合后的 α 糖苷酶无法再与寡糖结合，也就无法将其分解释放，而减慢葡萄糖的吸收。阿卡波糖本身并不促进胰岛素分泌。因此，单用阿卡波糖一般不会造成低血糖，但在患者高龄，对药物代谢功能减慢，伴肝肾功能不全，而又不能及时复查血糖，且血糖控制标准过严的情况下，单用本药也可导致低血糖昏迷。由于阿卡波糖可使蔗糖分解为果糖和葡萄糖的速度变慢，因此在应用该药时，若患者出现急性低血糖，应使用葡萄糖（而不是蔗糖或食物）来纠正低血糖反应。

罗格列酮是噻唑烷二酮类胰岛素增敏剂，该药通过激活过氧化物酶增生激活受体（peroxisome proliferator-activated receptors，PPARs），改善肝脏、肌肉及脂肪组织的胰岛素敏感性，降低空腹及餐后血糖，不良反应少，与胰岛素合用可明显增高低血糖的发生率。虽然该类药单用导致低血糖的报道不多，但在一些高龄、合并脑血管病变且进食少的患者，也可发生低血糖昏迷，用药过程中也应注意血糖监测。

3.酒精

重度酒精中毒性低血糖性昏迷是急诊科常见的急症，就诊者多数已呈现昏迷状态。由酒精中毒引起的低血糖症有 2 种情况：一种为餐后酒精性低血糖症，饮酒后 3～4 h 发生，由于酒精刺激胰岛素分泌所致，过多的胰岛素造成血糖下降；另一种为空腹大量饮酒，造成血糖在饮酒后 8～16 h 下降，主要为乙醇阻碍能量代谢，抑制肝脏糖原异生，导致血糖降低。低血糖致脑细胞葡萄糖缺乏、代谢紊乱、脑水肿等，中枢神经系统受抑制而出现昏迷。低血糖进一步加重酒精对中枢神经系统的毒性和抑制作用，是大量饮酒者死亡原因之一。近期，马向洁还报道了 2 例乙醇导致的新生儿低血糖昏迷病例，因市售的散装白酒含乙醇多在 50% 以上，而新生儿体表面积较大，皮肤薄，毛细血管丰富极易引起中毒，而且临床表现不典型，如不仔细询问病史，极易误诊。

4.β 受体阻滞剂

β 受体阻滞剂，如普萘洛尔、吲哚洛尔等在与胰岛素或磺酰脲类降糖药物合用时，糖尿病患者和非糖尿病患者都可发生低血糖症，在老年患者尤为明显。β 受体阻滞剂可抑制胰高血糖素的释放，并能延长或加强胰岛素的作用，增加肌肉对糖的摄取以及阻碍肾上腺素诱导的升血糖效应而发生低血糖。此外，由于 β 肾上腺素受体阻滞，可掩盖心动过速、心悸、焦虑等症状而使低血糖临床表现不明显。

5.非甾体消炎药

在磺酰脲类降糖药物面世之前曾采用阿司匹林进行降血糖治疗，尤其在大剂量使用时降低血糖作用明显。老年糖尿病患者在肾功能障碍时，水杨酸代谢发生障碍而引起蓄积，小剂量水杨酸即可发生低血糖反应，若与胰岛素、磺酰脲类降糖药物联用更易发生低血糖症。除老年糖尿病患者外，青年和儿童患者都曾有因服用阿司匹林发生低血糖致死的报告。

此外，保泰松可抑制降糖药活性代谢物的肾排泄，并可与降糖药竞争血浆蛋白结合，增强降糖药作用；舒络宁、布洛芬、对乙酰氨基酚等亦可因降低磺酰脲类降糖药物的血浆蛋白结合率，导致降糖药物的血药浓度升高而出现低血糖症，甚至低血糖昏迷。

6.其他药物

还有一些可能导致低血糖症或低血糖昏迷的药物，如下。

①抗感染药物：磺胺类药物、氯霉素、青霉素、四环素类、咪唑类抗真菌药等，可通过与胰岛素竞争血浆蛋白，从而使血液游离胰岛素增多，增强胰岛素效应；也可通过影响磺酰脲类药物与血浆蛋白的结合，而增强其降糖作用；还可通过抑制肝相关代谢酶的活性，减少磺酰脲类药物的肝脏代谢，或减少其肾脏排泄，而致患者发生严重低血糖，甚至昏迷。老年人使用环丙沙星、左氧氟沙星、依诺沙星、洛美沙星、莫西沙星等喹诺酮类药物时也可引起低血糖症，其具体机制不详，可能与其促进胰岛素分泌有关。

有学者认为环丙沙星等是肝微粒体药酶抑制剂，使口服降糖药代谢减慢，半衰期延长，当与格列本脲(优降糖)等降糖药合用时，会使降糖药的血药浓度升高而发生低血糖症；临床上也有因用红霉素导致低血糖昏迷的病例报道，其具体机制尚不清楚。

②心血管类药物：卡托普利、贝那普利等血管紧张素转换酶抑制剂类药物可增加胰岛素的敏感性，加强胰岛素介导的葡萄糖的利用和清除而诱发低血糖症。

有研究通过临床大样本观察，认为该类药物是低血糖住院危险度增加显著相关的药物(OR 2.8，95%CI 1.4～5.7)，而酚妥拉明、妥拉唑林、酚苄明等受体阻滞剂，可抑制胰岛细胞受体功能，抑制胰高血糖素的分泌而引起低血糖症。此外，丙吡胺可致胰岛素的大量分泌而引起低血糖症，若与胰岛素或口服降糖药物合用则更易发生；胍乙啶能减少糖原异生，诱发低血糖症；奎尼丁有促β细胞分泌胰岛素作用，亦可引起低血糖症。

③镇静剂：由于老年患者腺垂体功能下降、对外界应激能力减弱、不同程度甲状腺素及肾上腺皮质激素缺乏以及对镇静剂敏感性升高，若同时服用巴比妥类、司可巴比妥(速可眠)、氯氮卓、甲内氨酯等药物可出现低血糖症，表现长时间嗜睡、癫痫样发作或昏迷。

④单胺氧化酶抑制剂：苯乙肼、异卡波肼等能抑制肝微粒体药酶，减缓降糖药物代谢，提高胰岛素和口服降糖药物的作用，并能直接损害血糖的内环境稳定机制，与胰岛素或口服降糖药物合用时可发生严重的低血糖症。

⑤抗甲状腺药物：甲巯咪唑的化学结构含有-SH基可与胰岛素双硫键作用，使内源性胰岛素发生变构；此外Graves病(毒性弥漫性甲状腺肿)患者血中存有胰岛素抗体与胰岛素结合，服用甲巯咪唑后可能通过上述机制使胰岛素重新解离，发挥生物学活性，使血糖下降导致低血糖症。

⑥氯贝丁酯(安妥明)可引起胰岛素敏感性升高，胰高血糖素分泌下降而致低血糖症。别嘌呤醇可与磺酰脲类降糖药竞争肾小管分泌机制，延长其半衰期，合用时增强磺酰脲类降糖作用

而出现低血糖症。双香豆素类口服抗凝剂与磺酰脲类降糖药并用可发生急性低血糖症危险。硫酸羟氯喹可减少2型糖尿病患者胰岛素用量的30%，当胰岛素与其合用而未减少剂量时易发生低血糖症。奎宁可促进β细胞分泌胰岛素，而引起严重低血糖症。钒酸钠有胰岛素样作用，促进糖原合成并抑制糖异生而致低血糖症。另外环磷酰胺、丙磺舒、二甲麦角胺、三环类抗抑郁药、黑热病抗菌药喷他脒以及生长激素抑制剂等可加强磺酰脲类降糖药的降糖作用，亦可引起低血糖症；复方氨基酸、肝安、肝宁(6-AA)等氨基酸制剂短期快速滴入可刺激胰岛素分泌，也可诱发低血糖反应，某些婴儿食入含亮氨酸丰富的食品如牛奶、鸡蛋等，因亮氨酸刺激胰岛素释放剧增，也可引起低血糖。

(二)内分泌系统疾病性低血糖症

胰岛素瘤、异位胰岛素瘤、腺瘤、微小腺瘤、癌、胰岛β细胞增生、胰岛细胞增殖症、多发性内分泌腺瘤Ⅰ型伴胰岛细胞癌、胰岛母细胞增生症、婴幼儿β细胞增生症等患者，即使血糖处于低水平，也可自主性分泌胰岛素，使糖原分解减少，组织利用葡萄糖增加，糖异生减弱，使患者在饥饿或运动后出现低血糖。

腺垂体功能减退症、肾上腺皮质功能减退症、甲状腺功能减退症及胰岛α细胞功能低下时，对抗胰岛素的一些激素，如生长激素、肾上腺皮质激素和胰高血糖素分泌减少而引起低血糖症或昏迷。

(三)肝源性低血糖

1.肝功能受损

当肝功能严重损伤时，如患各型严重肝炎、晚期肝硬化、广泛性肝坏死、重度脂肪肝等患者，一方面，由于肝脏储存糖原及糖异生功能低下，不能有效地调节血糖而产生低血糖；另一方面，胰岛素在肝内灭活减弱，对血糖水平也产生一定的影响，特别在碳水化合物摄入不足时更易发生。低血糖昏迷发生在肝病治疗期间，容易误诊为肝性脑病，临床医生在严重肝病治疗中，如遇有昏迷患者，除考虑常见的肝昏迷外，还应注意是否有低血糖昏迷的存在，常规检测血糖，以便及时采取相应的治疗措施。

2.肝特殊酶系缺乏

如肝糖原累积症、半乳糖血症、遗传性果糖不耐受症、家族性半乳果糖不耐受症、糖原合成酶缺乏症、果糖1,6-磷酸酶缺乏症、丙酮酸羧化酶缺乏症等，造成患者肝脏、肌肉和脑组织内不同类型与糖原分解和糖异生相关酶缺乏，使糖异生和(或)糖原分解障碍，造成低血糖症。多为遗传性疾病，在婴幼儿期起病，重症患儿多夭折，中、轻症患儿则出现乏力、肌痛和内脏肿大，尤其是肝脏肿大，生长发育受阻等表现；活检转氨酶活性测定及相应基因突变分析有利于该类疾病的确诊。

(四)肾脏疾病所致低血糖症

近来用同位素及平衡技术研究发现：在餐后状态下，肾脏的糖异生作用不亚于肝脏，是拮抗低血糖的主要器官之一。慢性肾衰竭(chronic renal failure，CRF)时发生低血糖症的机制是多方面的，主要包括以下几个方面。

①热量摄入不足：尿素氮、肌酐、胍类物质等毒素致使患者食欲下降、恶心、呕吐，消化吸收功能紊乱等造成热量摄入不足。

②糖异生不足:尿毒症患者肾、肝的糖异生作用均受到影响:尿毒症时肾皮质大量破坏,故糖异生作用显著减弱。另外,尿毒症时肌肉中丙氨酸合成减少。正常情况下肝脏摄取丙氨酸经脱氨基后生成丙酮酸,肝细胞通过糖异生途径将丙酮酸转化为葡萄糖。当肾功衰竭时,此作用减弱,生成葡萄糖减少。

③糖原合成不足和分解障碍:尿毒症时由于有多种酶的活性降低,导致糖原合成减少,特别是肝糖原的合成不足及分解减少。尿毒症时往往低血钙,致使磷酸化酶的活性降低,最终导致糖原分解障碍。尿毒症的高磷又能激活葡萄糖氧化过程中所必需的酶,使葡萄糖氧化加速,导致低血糖。

④影响糖代谢的某些激素的异常:肾是调节胰岛素代谢的重要器官,其重要性仅次于肝脏。尿毒症时,对胰岛素不能发挥正常的灭活作用,因此胰岛素半衰期延长,含量相对增加。由于肾小球滤过率下降,胰岛素的排出减少,血中胰岛素量升高。尿毒症时又常有甲状腺功能减退;已知甲状腺具有增加糖原分解的作用;此外尿毒症时,血中 T_3 水平降低也是低血糖的原因之一。

(五)胰外肿瘤

除胰岛 B 细胞瘤外,伴发低血糖的肿瘤以间质肿瘤最为常见,约占 64%,其余依次为肝肿瘤占 21%、肾上腺癌占 6%、胃肠道癌占 5%、其他肿瘤占 4%。上述肿瘤伴发低血糖的主要原因是伴瘤内分泌综合征,其可能的发病机制为:肿瘤组织产生胰岛素样活性物质,最常见的是胰岛素样生长因子Ⅱ,可与癌症中过表达的胰岛素受体、胰岛素样生长因子Ⅰ受体、胰岛素样生长因子Ⅱ受体结合,发挥内源性胰岛素样效应。另外,肿瘤消耗大量葡萄糖导致糖原枯竭以及肝糖异生发生障碍,也会引起自发性低血糖症,几乎没有肿瘤分泌胰腺外胰岛素。

与胰外肿瘤相关的低血糖可表现为暂时性、复发性或持续性,低血糖症状的轻重与血糖含量升降的快慢以及持续时间有关。低血糖是肝癌后期常见的伴发表现,但个别患者也可以低血糖为首发表现。

自身免疫性低血糖症(autoimmune hypoglycemia,AIH)又称胰岛素自身免疫综合征(insulin autoimmune syndrome,IAS),1970 年由日本平田(Hirata)首次报道,故又称 Hirata 病。AIH 在日本被列为自发性低血糖症的第三大病因,也是罕见病因。其临床特征为反复空腹或餐后晚期的低血糖发作,血胰岛素水平升高,胰岛素自身抗体(insulin autoantibodies,IAA)或胰岛素受体抗体阳性。

引起 IAS 的机制有两种:一是 IAA 与胰岛素作用(患者可能接受或从未接受过外源性胰岛素治疗);另一种是胰岛素受体的自身抗体与胰岛素受体相互作用。这些患者血循环中胰岛素的半衰期显著延长,胰岛素与自身抗体的结合和解离并不受血糖水平调控,而造成反复的低血糖和高血糖并存。该病有一定的遗传易感性,不同种族人群相关的 HLA 类型和胰岛素抗体克隆性有所不同。在日本人中 HLA-DR4 的等位基因和 DRB1 * 0406 对其遗传易感,而不是有 DRB1 * 0403 和 DRB1 * 0407 等位基因者。由于该病是低血糖的罕见病因,诊断时必须排除胰岛素瘤及其他原因的低血糖。

(六)其他

1.营养不良致低血糖症

长期饥饿、剧烈运动、长期发热、慢性腹泻、小肠吸收不良、透析丢糖、妊娠期、哺乳期、肾性糖尿、神经性厌食等，患者可因长期能量摄入不足或耗糖过多导致低血糖症。其发病机制主要有：①当机体消耗脂肪时，葡萄糖成为唯一的能源物质，易致低血糖症；②严重肌萎缩的患者，可能由于肌肉不能为肝脏进行糖异生提供足够的原料，较难维持正常血糖浓度；③神经性厌食症患者病情发展出现严重肝功能损害时，可出现自发性低血糖。

2.反应性或功能性低血糖症

主要是由于自主神经功能失衡，迷走神经兴奋性增高所致。此外，还有一些特殊病因和机制：①胃大部分切除术后食物从胃排至小肠速度加快；肝硬化患者营养物质快速消化吸收刺激胰岛素大量分泌，其分泌高峰晚于血糖高峰，多于进食后 2 h 左右引起继发性急性低血糖；②早期 2 型糖尿病患者胰岛素快速分泌相出现障碍，胰岛素从胰腺 β 细胞释放延迟，表现为葡萄糖耐量试验（OGTT）的早期为高血糖，继之发生迟发性低血糖；③特发性反应性低血糖，可能与胰高血糖素受体的降解和受体敏感性下降及分泌障碍有关。

3.婴幼儿低血糖症

有的新生儿在出生后早期，自身糖代谢调节机制不健全，糖原储备不足或消耗过多、糖异生能力低下、外源性葡萄糖供给不足，因此极易发生低血糖。少数新生儿可因高胰岛素血症等内分泌异常或先天性代谢缺陷而致低血糖，这种低血糖一般没有症状。但是如果出现隐匿、持续、反复的低血糖可损及新生儿脑的生长和功能，造成长远的危害，所以这种低血糖的预防比治疗更为重要。有些婴儿在血糖降低的同时尿中出现酮体，这种情况可能因遗传缺陷而致脂肪代谢紊乱，长链脂肪酸氧化及糖异生障碍，因而在空腹和摄入低糖高脂饮食后可发生低血糖症及高脂血症，尿中出现酮体。本症幼儿期发病，随年龄增长症状可逐渐缓解。

三、临床表现及检查

（一）临床表现

低血糖症状的发生不仅与血糖下降的程度有关，还与血糖下降的速度、时间及患者机体反应性有关，故低血糖临床表现的个体差异颇大，其临床表现的严重程度取决于：①血糖降低的程度；②低血糖发生的速度及持续时间；③机体对低血糖的反应性；④患者的年龄及原发病等。因此，低血糖临床表现复杂，常缺乏特异性。

1.自主（交感）神经过度兴奋表现

当血糖下降快时，可诱发急性低血糖反应，即低血糖危象，其临床表现以交感神经过度兴奋症状为特点，发作时因血糖快速下降，刺激交感神经兴奋，释放出大量肾上腺素。患者常有饥饿感、恶心、呕吐、软弱无力、紧张焦虑、心悸、心动过速、出冷汗、面色苍白、血压偏高、反射亢进、手足震颤等表现。当睡眠中发生急性低血糖反应时，患者可突然觉醒，皮肤潮湿多汗，部分患者有饥饿感，进食后可缓解。但多数患者通过体内胰岛素拮抗激素分泌，可自行缓解。

急性低血糖反应主要取决于血糖下降的速度，并非是由血糖绝对值。血糖无论是从高水平快速下降，还是从正常水平快速降低，均可引起急性低血糖反应，但急性低血糖反应有赖于健全的自主神经系统调节，当患者有严重的自主神经病变，或发生低血糖相关性自主神经功能衰竭时，急性低血糖反应常不明显，应引起警惕。

2.脑功能障碍的表现

慢性低血糖反应以中枢神经和周围神经广泛损害等低血糖后遗症症状为特点。长期而严重的低血糖可引起脑部缺糖、乏氧等症状的发生，其临床表现可轻可重，其症状发生的次序与脑部发育过程有关，中枢神经越高级受抑制越早，恢复越迟。首先大脑皮质被抑制，继而皮质下中枢，包括边缘系统、网状结构、基底节、下丘脑及自主神经相继受累，最终中脑及延髓受累。

(1)大脑皮质受抑制：表现为意识蒙眬，定向力及识别力逐渐丧失，头痛头晕，健忘，语言障碍，嗜睡甚至昏迷跌倒。有时出现精神异常、激动恐惧、狂躁或木僵等，也有人出现偏瘫、感觉异常、癫痫样发作、躁动不安或惊厥抽搐等。

(2)皮质下中枢受抑制：表现为神志不清，躁动不安，痛觉过敏，可有阵挛性、舞蹈性或幼稚性动作(吸吮、紧抓物体、做鬼脸等)，心动过速，瞳孔散大，阵发性惊厥，锥体束征阳性等。

(3)中脑受损症状：当累及中脑时可出现阵挛性、强力性、扭转性痉挛，伴阵发性惊厥，也可出现巴宾斯基征阳性。

(4)延髓受损症状：延髓受累时患者就进入严重昏迷阶段，出现去大脑强直，各种反射消失，呼吸浅弱，血压下降，瞳孔缩小。如果此种状况历时较久，则患者不易恢复，若低血糖昏迷时间＞6 h，脑细胞受到严重的不可逆损害，患者往往处于不可逆性昏迷状态进而引起死亡。

长期而严重的低血糖反复发作可致中枢神经系统发生器质性改变，老年人可逐渐出现持续的性格异常、记忆力减退、精神异常、妄想甚至痴呆等精神障碍。由于症状缺乏特异性，发作缓慢，容易被医生和患者所忽略，且易与其他精神神经疾病相混淆。

3.混合性表现

指患者既有交感神经兴奋的表现，又有中枢神经受抑制的表现。当血糖下降快而持久时，则兼有上述两组症群，若不及时救治，将出现严重的中枢神经系统损害，甚至昏迷死亡。低血糖症状在每个人可完全表现不同，即使同一个体，低血糖症状也各不同。随着病情发展，低血糖症状可频繁发生，持续时间延长，脑功能障碍加重。如果未能觉察自主神经警告症状，而迅速进入昏迷或惊厥者未觉察低血糖症，则延误诊治，后果严重。

4.原发疾病及并发症的表现

低血糖症不是一种独立的疾病，而是多种原因引起的血葡萄糖浓度过低综合征。低血糖症的病因繁杂，但其临床表现却很相近，缺乏特异性，肝、肾、内分泌疾病和恶性肿瘤等疾病均可致此症。低血糖症除合并其原发疾病外，也可因其特殊的病理生理改变而出现一些并发症。

(1)原发病的表现：一般器质性低血糖症多空腹发病，病情较重，精神症状明显；而功能性低血糖症则多发生于餐后，病情较轻，以交感神经兴奋表现为主；外源性低血糖则与用药的特点有关。如果患者有确切的糖尿病、妊娠、胃大部切除、肝硬化失代偿、尿毒症、胰腺及胰外肿瘤、多发性内分泌腺瘤和垂体、肾上腺、甲状腺功能减退等疾病的病史或临床表现，尤其是高龄且服用可能导致或诱发低血糖药物的患者，在出现上述交感神经过度兴奋和(或)中枢神经障碍时，应考虑到低血糖的可能。对于缺乏原发病表现，而以昏迷为首发症状就诊的患者，均应积极测定血糖，以明确是否存在低血糖。

(2)低血糖并发症表现：低血糖可使机体产生一系列病理生理改变，在产生相应临床表现的同时，也可导致一些并发症，使患者病情恶化。①低血糖可刺激心血管系统，促发心律失常、心肌梗死，是潜在缺血性心脏病患者的一个危险因素。与正常血糖及高血糖相比，低血糖与心脏缺血的相关性更大，造成左室收缩功能增加，心率加快，从而使心排血量增加，血压升高，引起或加重心绞痛或心肌梗死，此时患者除低血糖表现外，还会有心电图及心肌酶学的改变。②一些高龄动脉硬化患者，低血糖后脑组织充血、水肿损伤时间较长也可导致脑出血。在低血糖昏迷患者治疗过程中，意识恢复后，如果再次出现神志不清，应想到并发脑出血的可能并及时进行影像学检查。③急性非心源性肺水肿，这可能与低血糖诱发的高肾上腺素血症有关，属神经源性肺水肿。患者常伴有心动过速、高血压、瞳孔扩大的症状，个别病例也可因合并脑桥功能障碍和神经源性休克，而表现为心动过缓、瞳孔缩小和血压下降。因此，遇到昏迷合并肺水肿的患者应及时进行血糖测定，以免误诊或漏诊。

5.血糖水平与脑功能障碍分离

临床上会遇到如下情形：老年低血糖患者经治疗外周血糖已升高，仍反复出现脑功能障碍。确切的机制不清楚，可能与年龄、血脑屏障以及治疗过早停止有关。

（二）检查

1.血糖测定

低血糖是一种危急病症，首先须迅速准确地测定患者血糖。正常人静脉血浆葡萄糖浓度，在禁食过夜后＞3.3 mmol/L，一般血糖＞3.9 mmol/L 不考虑低血糖，在 2.8～3.9 mmol/L 范围内有低血糖可能性，若低于 2.8 mmol/L，则提示低血糖存在。对可疑患者不必等待生化分析结果，治疗应在留取标本后立即进行。试纸比色微量法测定血糖是简便快捷的诊断方法，但与静脉血生化测定值存在一定误差，通常不会影响低血糖症的诊断。必要时快速测定与生化检测同时进行。

2.糖基化血红蛋白

其中 HbA1c 是血红蛋白与葡萄糖结合的主要产物，可反映近 2 个月来的平均血糖水平。HbA1c 正常值为 4%～6%。经强化治疗的糖尿病患者，HbA1c 值与低血糖的发生率呈负相关。HbA1c＜6.0%，低血糖发生率明显增加。

3.肝肾功能测定

肝肾功能不全可显著增加低血糖的发生机会。对糖尿病患者须全面了解肝肾功能，选择合理治疗，减少低血糖发生率。

4.血酮体、乳酸和渗透压测定

有助于与糖尿病酮症酸中毒（diabetic ketoacidosis，DKA）、高渗昏迷和乳酸酸中毒相鉴别。

四、诊断与鉴别诊断

（一）诊断标准

低血糖的诊断主要依靠症状和发作时测到血糖浓度降低，由于低血糖症状的非特异性，不同个体间及同一个体不同时间的表现均可存在差异，不能单凭症状和体征就做出低血糖诊断。低血糖症诊断的关键在于保持对此症的高度警觉，及时检查血糖，患者有任何下述症状时均应想到低血糖症的可能：①有低血糖症状与体征；②有发生低血糖危险者，如药物治疗的糖尿病患者、酗酒者等；③同样情况（空腹、餐后、运动后）下发生过低血糖症者；④有痉挛、阵发性精神异常,不明原因的昏迷。

血糖测定是诊断低血糖的重要依据,若患者在低血糖症状发作时血糖>3.9 mmol/L(70 mg/dL)可排除诊断;若<2.8 mmol/L(50 mg/dL),且重复测定血糖多次均降低,即可确诊。根据 Whipple 三联征(亦称惠普尔三联征),低血糖诊断的建立并不困难:有低血糖症状,发作时血糖浓度<2.8 mmol/L(50 mg/dL),供糖后低血糖症状迅速缓解。一次测定血糖降低不明显,或处于非发作期的患者,应多次检测有无空腹或吸收后低血糖。一些糖尿病患者,在发作前血糖水平很高,下降幅度太快,患者在出现低血糖症状和体征时,血糖水平>2.8 mmol/L(50 mg/dL),可诊断为低血糖反应。

(二)辅助实验室检查

1.血浆胰岛素测定

低血糖发作时除血浆葡萄糖外,应同时测定血胰岛素和 C 肽水平,以了解是否有胰岛素和 C 肽不适当分泌过多。血浆胰岛素水平是本病诊断及鉴别诊断的重要依据;但只有血糖低时的高胰岛素血症才有意义。临床上常采用胰岛素(μU/mL)/血糖(mg/dL)比值及胰岛素释放指数作为低血糖症鉴别诊断的依据,需反复强调的是应采用血浆胰岛素与同一血标本测定的血糖值进行计算才有意义。

(1)血浆胰岛素/血糖比值:正常人此值不应低于 0.3,若血糖<2.8 mmol/L(50 mg/dL)时,此比值>0.3,提示为内源性胰岛素分泌增多所致的低血糖,特别是胰岛素瘤。但血糖不低时,此比值>0.3 则无临床意义。必要时应多次计算此比值,一次结果阳性或阴性均不能排除或确定诊断。

(2)胰岛素释放指数:指通过扩大血胰岛素值缩小血糖值,来增强对低血糖症诊断敏感性和准确性的方法。其计算公式为:胰岛素释放指数=血胰岛素×100/(血糖-30),公式中的血胰岛素单位为 μU/mL,血糖单位为 mg/dL。正常人此指数多<50,胰岛素抵抗的肥胖者一般不超过 80,而胰岛素瘤患者多>100,甚至 150。

(3)血胰岛素原:正常人血胰岛素原占总胰岛素测定值的比例不应超过 15%。胰岛素瘤及某些胰岛素分泌亢进的患者,因胰岛素原来不及分解为胰岛素便释放入血,而使血胰岛素原所占比例增高。胰岛素瘤患者的血胰岛素原比,总胰岛素值应>20%,可达 30%~90%。

(4)C 肽测定:可用于内源性和外源性高胰岛素血症的鉴别,C 肽和胰岛素是等分子数分泌的,C 肽水平高提示内源性高胰岛素血症,而低 C 肽水平则提示血浆胰岛素水平增高是外源性胰岛素所致。

2.糖耐量试验

可动态了解在糖负荷的情况下,受试者血糖水平和胰岛素分泌状况。常用的方法包括 5 h 口服葡萄糖耐量试验及 3 h 静脉葡萄糖耐量试验。

(1)5 h 口服葡萄糖耐量试验:方法是空腹时于 5 min 内口服葡萄糖粉 1.75 g/kg,总量不超过 75 g,测服糖前及服糖后 30 min 和 1 h、2 h、3 h、4 h、5 h 的血糖、胰岛素和 C 肽水平。

(2)3 h 静脉葡萄糖耐量试验:空腹静脉注射葡萄糖 0.5 g/kg,总量不超过 50 g,于注射葡萄糖液前及注射后 30 min 和 1 h、2 h、3 h 采血测血糖及血胰岛素水平。各种疾病的糖耐量曲线可显著不同,可观察曲线形态,并在有低血糖时计算血胰岛素/血糖比值和胰岛素释放指数,可判断有无内源性胰岛素分泌过多，为诊断及鉴别诊断提供依据。

3.胰岛素抗体测定

除1型糖尿病和长期接受非人胰岛素治疗的患者可产生胰岛素抗体外，某些药物也可诱发胰岛素抗体的产生，进而发生胰岛素自身免疫综合征。后者可伴有Graves病、系统性红斑狼疮、黑棘皮病等自身免疫性疾病，药物诱发的胰岛素自身免疫综合征，以甲巯咪唑报道最多，使用肼屈嗪、卡托普利、抗生素及抗结核药后也有诱发该病的报道。

4.血浆口服降糖药物及其尿中代谢产物等测定

当考虑到患者由于服用某些药物导致的低血糖时，积极进行相应药物血浆浓度及其尿中代谢产物测定，可协助确定药物诱发的低血糖诊断。此外，酒精诱发低血糖者，也可测到血乙醇浓度，尽管与血糖浓度相关性较差，但仍可作为诊断依据。

5.胰岛素抑制试验

依据注射外源性胰岛素可抑制内源性胰岛素产生的原理，给受试者注射胰岛素，其内源性胰岛素分泌明显被抑制。常用的方法是空腹注射胰岛素0.1 U/kg，测定血C肽水平。正常人在注射胰岛素后，C肽水平显著降低，胰岛素瘤患者C肽受抑制的程度较正常人低。

6.激发实验

对于发作次数较少，症状不典型的病例，可用不同方法诱发低血糖，然后测定血糖及胰岛素水平以帮助确诊。激发试验有助于确定是功能性或器质性低血糖症。

(1)饥饿实验：在严密观察下让患者完全禁食，并鼓励患者活动，定时查血糖及胰岛素，待低血糖症状出现或发生低血糖时，立即取血测定血糖、胰岛素、C肽和β-羟丁酸浓度，然后嘱患者进食或静脉注射葡萄糖终止试验。试验中正常人及多数功能性低血糖患者、某些药物性或者食物诱发的低血糖症患者，虽有饥饿、乏力等感觉，但其症状多不严重，血糖多$>$2.8 mmol/L(50 mg/dL)，血胰岛素水平则常明显下降，而各种器质性低血糖患者常在24 h内发生严重的低血糖症。

(2)药物激发实验：常用的刺激试验包括甲苯磺丁脲、亮氨酸、精氨酸和胰高糖素、钙剂刺激试验，但临床上不常用。

7.其他

包括血电解质测定、血气分析、肝功能、肾功能以及垂体、肾上腺、甲状腺及甲状旁腺功能、肿瘤标志物、影像学检查等，上述指标对了解病情的程度和病因很有帮助。低血糖症病因繁杂，临床表现缺乏特异性，了解不同病因所致低血糖症的特点，对其病因鉴别和临床治疗具有重要意义。

首先应根据病史初步确定属功能性或器质性低血糖症。一般而言，发作时间在餐后5 h内多属前者，而5 h后多属后者。病因诊断中特别要注意与糖尿病治疗药物相关的低血糖是该类疾病的主要原因，要注意询问患者的用药史，并与其他糖尿病并发昏迷相鉴别。引起低血糖症的器质性疾病，如胰岛素瘤、肝脏疾病、肾脏疾病、内分泌疾病及恶性肿瘤，主要根据病史及原发病表现和相关试验检查进行鉴别。对于以脑功能障碍表现为主的患者，应注意与精神病、神经疾病(癫痫、短暂性脑缺血发作)或脑血管意外等鉴别，及时进行颅脑CT等影像学检查。有些患者在就诊时血糖正常，往往仅表现为慢性低血糖的后遗症，如偏瘫、痴呆、癫痫、精神异常、儿童智商明显下降等，常给诊断带来困难，故在鉴别诊断时应想到本症。低血糖的鉴别诊断程序可分为三步进行：首先要确定有无低血糖症；然后确定低血糖症的类型；最后明确低血糖症的病因。

（二）鉴别诊断

1.其他疾病所致昏迷

临床上引起昏迷的疾病，如重症感染、中枢神经系统疾病、糖尿病酮症酸中毒昏迷、非酮症高渗性昏迷、乳酸酸中毒昏迷、肝昏迷、尿毒症昏迷以及中毒性昏迷等。这些昏迷根据血糖水平易与低血糖昏迷鉴别。垂体、甲状腺和肾上腺皮质功能低下昏迷可伴有血糖降低，但一般不低于 2.5 mmol/L，并且补充高渗葡萄糖无明显效果有助于区分低血糖昏迷。

2.乙醇中毒

单纯乙醇中毒伴发神经-精神症状者血糖正常，血乙醇浓度多大于 100 mg/dL。乙醇性低血糖者血糖低于 2.5 mmol/L，血乙醇浓度小于 100 mg/dL，静脉注射葡萄糖有效。

3.神经-精神疾病

亚急性或慢性低血糖症患者由于缺乏交感神经兴奋表现，临床多以脑功能障碍为主，表现为一些神经-精神症状，易被误诊为神经症、精神病、癫痫以及癔症等神经-精神疾病，对于有类似表现之患者应多检测血糖，以避免误诊。

4.倾倒综合征

应与滋养性低血糖症相鉴别。倾倒综合征是由于胃肠吻合术后大量渗透性负荷通过胃肠引起液体迅速移动所致，常在餐后半小时内出现上腹胀痛不适、恶心、无力、头晕、出汗和低血压等表现。

五、治疗及预防

（一）治疗

低血糖症的治疗应包括纠正低血糖和对因治疗。低血糖症原因不明者首先应纠正低血糖，在积极寻找病因的同时，密切观察病情变化，防治严重低血糖发作。

1.纠正低血糖

(1)补充含糖制剂或含糖饮食：若患者神志清楚可通过口服糖水或含糖饮料来纠正低血糖。患者意识模糊或抽搐者应立即静脉注射 50%的葡萄糖溶液 60～100 mL，症状若无改善可重复注射 1 次，然后持续静脉滴注 10%的葡萄糖溶液 500～1 000 mL，并根据血糖水平调整滴速，一般以每小时静点 12 g 葡萄糖的速度即可维持血糖水平在正常范围，直至患者能口服或进食为止。若患者不能静脉注射或长时间昏迷时，可鼻饲糖水和流食。

(2)无效胰高血糖素或肾上腺素的应用：严重低血糖发作无条件注射高渗葡萄糖溶液抢救时，可选用胰高血糖素 1～2 mg 肌肉注射或 1%的肾上腺素注射液 0.5 mL 皮下注射，以促进糖原分解，提高血糖浓度，予以应急。病情好转后再口服糖水或静脉滴注葡萄糖液维持。但该应急方法对于肝病性和乙醇性低血糖症无效。

(3)低血糖纠正后的监护：低血糖昏迷患者经抢救苏醒后，应鼓励尽快进食。此后 12～48 h 应多次检测患者的血糖。因为患者还可能多次重复发生低血糖，尤其是应用优降糖(消渴丸)和长效胰岛素的患者易反复发生低血糖，而且致低血糖的效应持续时间可长达 36 h。

2.空腹低血糖症的病因治疗

（1）药物性低血糖：临床上主要见于糖尿病患者用磺胺类药物和胰岛素治疗过程中，因此合理应用这些药物是防治这类低血糖的最有效措施。在用这类药物治疗时一定要从小剂量开始，并准备好低血糖发作时的应急含糖饮食，密切监测血糖变化情况，根据血糖水平逐渐增加药量。由于大约有 20%的患者可在无明显低血糖警觉症状的情况下突然发生低血糖昏迷和抽搐，故要仔细观察患者对降糖治疗的反应，以便发现一些隐匿征象，而及时采取防治手段。若患者合用一些可促发低血糖的药物，如水杨酸盐、心得安（普萘洛尔）等时，更要警惕发生低血糖。

（2）胰岛素瘤：手术切除肿瘤是本病最有效的治疗方法。单发小肿瘤位置表浅者可行腺瘤摘除术；单发肿瘤位置处于胰腺实质内者多行胰腺部分切除术；胰岛细胞增生，胰体尾部小而多发肿瘤或大而深的肿瘤可采取胰体尾部切除术；胰头部恶性胰岛素瘤常行胰-十二指肠切除术。

（3）其他原因所致空腹低血糖症：肝病性低血糖可随肝病的改善而好转，故保肝治疗是基础，患者应进食高碳水化合物食物，最好在睡前或半夜加餐以免发生清晨低血糖。对于乙醇性低血糖、自身免疫性低血糖和升血糖激素不足性低血糖，在补充葡萄糖的同时，适当补充糖皮质激素有利于病情的迅速恢复和稳定。乙醇性低血糖仅在低血糖时短期使用糖皮质激素即可，病情恢复后可立即停药。

3.餐后低血糖症的对因治疗

（1）滋养性低血糖症：患者应少吃多餐，避免高糖饮食，以进食消化较慢的碳水化合物，吸收较慢的脂肪和蛋白质食物为宜。餐前半小时口服抗胆碱药物如普鲁苯辛 15 mg，每天 4 次，可降低迷走神经张力，使胃排空减慢。

（2）早期糖尿病性反应性低血糖：患者应限制热能的摄入，多摄入粗纤维饮食，禁食糖类食品。如饮食控制无效，可根据患者病情选用双胍类、α-糖苷酶抑制剂或磺胺类药物辅助治疗。

（3）特发性餐后低血糖症：由于本症发病机制不明，可能与组织对正常量的胰岛素反应过度有关，多见于自主神经不稳定的年轻女性，故治疗上包括少吃多餐、高蛋白低碳水化合物饮食、忌食含糖食物，必要时给予自主神经调节剂和镇静剂，如谷维素、安定等。

（二）低血糖的预防

低血糖症最重要的治疗原则是防重于治。预防低血糖应加强对患者的教育，定期监测血糖。降糖药在与磺胺类、水杨酸类、吲哚美辛、青霉素、β 受体阻滞剂、ACEI 制剂等联用时，要调整降糖药物剂量。对特殊人群，如老年人应根据自身疾病、肝肾功能状况调整用药，适当控制饮食，选用短效及非强力降糖药，不要求过分控制血糖，对出现神经症状应警惕低血糖反应。在临床上，必须对每一位糖尿病患者及其家属进行低血糖的普及教育，让患者和家属充分认识到低血糖防治的重要性以了解低血糖基本防治知识，要求他们掌握必需的防治知识和具体防治措施，特别是老年患者多缺乏对低血糖的认识，加之认知功能因年龄增长而不断减退，糖尿病及低血糖教育不可或缺。

机体在运动状态时肾上腺素、去甲肾上腺素和交感神经活性降低，胰高糖素、生长激素反应性下降，对低血糖的感知能力下降，特别是 1 型糖尿病患者更容易出现低血糖。因此，要告知糖尿病患者运动宜开始于餐后 1～3 h，运动前宜检测血糖，如果血糖<5.6 mmol/L（100 mg/dL），应警

惕低血糖的发生；对于频繁发作低血糖的患者，应少量多餐，多进低糖、高蛋白、高脂饮食，以减少对胰岛素分泌的刺激作用，以减少或避免低血糖的发生。有时为避免清晨低血糖昏迷，患者夜间亦需加餐。糖尿病患者反复发作低血糖时，应及时调整治疗方案，改变治疗模式。

第三节　乳酸性酸中毒

一、概述

乳酸性酸中毒(lactic acidosis，LA)是高阴离子间隙性酸中毒，由大量乳酸在体内堆积所致。血浆乳酸浓度取决于糖酵解及乳酸被利用速度，因各种原因致组织缺氧，乳酸生成过多，或因肝脏疾病使乳酸利用减少或发生清除障碍，则血乳酸浓度升高。正常人休息状态下静脉血乳酸含量为 0.5～1.6 mmol/L，当血乳酸浓度＞2 mmol/L(有人认为＞5 mmol/L)可导致代谢性酸中毒(血碳酸氢盐≤10 mmol/L，动脉血气 pH≤7.35)，称为乳酸性酸中毒。若血乳酸浓度升高，但动脉血 pH 仍在正常范围，称之为高乳酸血症。在糖尿病基础上发生的乳酸性酸中毒称为糖尿病乳酸性酸中毒(DLA)。

DLA 是糖尿病的急性并发症之一，可单独存在或与酮症酸中毒和高渗性昏迷并存，多发生于服用大量苯乙双胍伴肝肾功能不全、心衰等的糖尿病患者。2 型糖尿病患者的乳酸性酸中毒发病率为 9.7/100 000～16.9/100 000，而服用苯乙双胍者 DLA 的年发病率则高达 4/10 000～6/10 000。DLA 虽不常见，但后果严重，病死率高达 50%～80%，早期诊断与治疗非常重要。了解乳酸的生成及代谢，对掌握该病的病因、病理生理及临床治疗具有重要意义。

(一)乳酸的产生

乳酸是葡萄糖代谢的中间产物，由丙酮酸经乳酸脱氢酶还原而成。体内葡萄糖有三条分解代谢途径：无氧酵解、有氧氧化和磷酸戊糖通路。正常情况下，葡萄糖分解代谢生成的丙酮酸大部分经三羟循环氧化供能，但在缺氧和(或)氧利用障碍时，大部分丙酮酸则在乳酸脱氢酶的作用下还原为乳酸。

机体所有组织均有产生乳酸的能力，正常情况下，乳酸主要来自红细胞(无线粒体)、骨骼肌、皮肤、脑和肠黏膜等代谢活跃的组织。当人体剧烈运动时，组织处于相对缺氧的生理状态，一些疾病(休克、心功能不全造成组织低灌注以及窒息或严重贫血造成的低氧状态)也可导致机体处于缺氧的病理状态，此时线粒体不能把组织代谢中所产生的 NADH 氧化为 NAD^+，ATP/ADP 系统中高能磷酸减少，细胞液中 NAD^+ 减少，促进乳酸的生成。此外，NAD^+ 缺乏和 ATP 减少可抑制糖原异生作用，又刺激糖酵解，以补充体内 ATP 的需要，进而加速乳酸的生成。在基础情况下乳酸产生量估计为 15～25 mmol/(kg·d)或 1 300～1 400 mmol/d。在骨骼肌剧烈活动或癫痫大发作等情况下，乳酸的产出迅速增加，甚至大于基数值 10 倍以上。

(二)乳酸的代谢

乳酸是一种强有机酸，在水中极易离解为 H^+ 和乳酸根，若血液中乳酸过多，则可造成高乳酸血症甚至乳酸酸中毒。在正常情况下，细胞外液乳酸的浓度维持在 1 mmol/L 左右，此时机体的皮肤、肌肉和红细胞等组织的乳酸生成率与其总体利用率处于动态平衡，如果二者失衡，乳酸的生成处于相对过剩的状态，就会导致乳酸性酸中毒。

丙酮酸是乳酸的唯一前体物质，其代谢主要通过以丙酮酸为中间产物的代谢途径，如，①糖异生途径：每日产生的乳酸大约有 60％被肝脏摄取，其中大部分经糖异生作用转化为葡萄糖。②氧化磷酸化途径：除红细胞外，其他组织都可通过丙酮酸脱氢酶利用乳酸生成乙酰 CoA，然后进入三羧酸循环途径，并最终生成二氧化碳、水和能量（ATP）。③转氨基作用：通过此途径，丙酮酸可与丙氨酸等相互转化。

如前所述肝脏是利用乳酸的主要器官，肝脏每日可利用 3 000～4 000 mmol 的乳酸。尽管肝脏在乳酸代谢中具有如此重要的作用，其乳酸清除作用完全丧失时，机体并不一定会发生乳酸性酸中毒。许多肝外组织也可利用乳酸，代偿肝脏对乳酸的代谢，其中 10％～20％的乳酸可由肾脏利用。肾脏的乳酸利用途径有三条：糖原异生、氧化磷酸化和排泄作用，由于肾脏的乳酸阈值为 6 mmol/L，所以乳酸的肾脏排泄作用所占的比重很小。因此，肝肾在机体乳酸代谢中具有重要作用，当肝肾功能不全时，易出现高乳酸血症，严重时可发生乳酸性酸中毒。

乳酸（Cori）循环是体内乳酸代谢的主要途径，机体通过 Cori 循环可避免损失乳酸以及防止因乳酸堆积引起酸中毒。骨骼肌、皮肤、神经及红细胞等虽可通过糖酵解分解葡萄糖或糖原获得能量，并生成大量的乳酸，但其糖原异生活性低，乳酸可通过细胞膜弥散进入血液后，再被肝、肾摄取，在肝脏或肾脏内异生为葡萄糖。葡萄糖释入血液后又被肌肉、皮肤等摄取，这就构成了一个循环。

二、病因及发病机制

自从 1961 年赫比克（Huckabee）首次报道乳酸性酸中毒以来，如今已广泛认识到它是代谢性酸中毒中较常见的一种。乳酸性酸中毒病因复杂，由一组异质性疾病构成，不同病因的发病机制不尽相同，但导致乳酸性酸中毒的原因主要有乳酸产生过多、清除减少或两者兼有。

（一）常见病因

乳酸产生过多见于：①休克和左心功能不全等病理状态造成组织低灌流，严重休克时肝脏和肾脏本身也可产生大量乳酸；②呼吸衰竭和严重贫血等导致动脉血氧合降低，组织缺氧；③过度换气时，碱中毒可激活红细胞的磷酸果糖激酶，促进其葡萄糖酵解，使乳酸生成增加；④某些与糖代谢有关的酶系（葡萄糖-6-磷酸脱氢酶、丙酮酸羟化酶和丙酮酸脱氢酶等）的先天性缺陷使乳酸清除减少，主要见于肝、肾功能不全，临床上大多数的乳酸性酸中毒患者均不同程度的同时存在着乳酸生成过多及清除的障碍。

由于认识的深入，Huckabee 的最初分类已于 1976 年由科恩（Cohen）和伍兹（Woods）进一步分为 A、B 两大类型和一些亚型。

1.A 型

明确由于组织灌注太差或低氧状态[动脉低氧和（或）低血压]所致。起因为各种严重缺氧和（或）各种休克（心源性、低血容量性、内毒素性），常见于运动、抽搐、心衰、心搏骤停、窒息、严重的贫血、哮喘、一氧化碳中毒或脓毒败血症等。此时因缺氧导致了大量乳酸产生，远超过机体的清除能力，同时也可能伴有清除能力下降。A 型乳酸性酸中毒是临床上最常见的一种类型，病死率高达 80%。

2.B 型

非组织缺氧所致，即无明显低氧血症或循环血量不足，而是由于线粒体及其他有关的代谢酶功能的缺陷，使丙酮酸正常分解受阻，或由于糖原异生酶功能缺陷，使丙酮酸生成增加（此时伴有低血糖），均可引起乳酸性酸中毒，临床上称为 B 型乳酸性酸中毒。根据起因又可分为B-1、B-2 和 B-3 三种亚型。

（1）B-1 亚型：该型和一些全身性疾病相联系，如维生素 B_1 缺乏、糖尿病、恶性肿瘤、肝功能衰竭、严重感染及肾衰竭等情况，此时机体有发生乳酸性酸中毒的倾向，但其具体机制尚未完全阐明。

（2）B-2 亚型：多由于药物及毒物引起，主要见于双胍类口服降糖药（苯乙双胍、二甲双胍）、果糖、山梨醇、木糖醇、甲醇和乙二醇、利奈唑胺等的中毒。应用核苷类药物因产生线粒体毒性，也可以出现乳酸中毒，它不仅可以出现在应用司坦夫定（D4T）的患者中，还可以出现在艾滋病病毒（HIV）合并丙型肝炎（HCV）患者同时接受高效抗反转录病毒疗法（HAART）和干扰素的治疗过程中。在采用双脱氧肌苷（DDI）和利巴韦林治疗 HIV/HCV 混合感染者时也可发生高乳酸血症。

（3）B-3 亚型：多由于先天性代谢疾病所致，参与呼吸链氧化磷酸化的酶类很多，可出现糖异生路径和线粒体酶的缺乏症。这些酶可因先天性缺陷或后天性病变、毒物中毒而发生功能障碍。常见者为葡萄糖-6-磷酸酶缺陷（糖原贮积症Ⅰ型）、丙酮酸脱氢酶缺陷、丙酮酸羟化酶缺陷、果糖 1,6-二磷酸酶缺陷及线粒体呼吸链的氧化磷酸化障碍等情况。

3.D-乳酸血症

人体内的乳酸绝大部分是 L-乳酸，而 D-乳酸含量极少。由乌里瓦里（Uribarri）于 1979 年首先描述，常继发于短肠综合征和慢性胰腺功能不全。D-乳酸一旦被吸收很难代谢掉，并且呈现阴离子间隙增高的代谢性酸中毒。

（二）糖尿病乳酸性酸中毒的病因

糖尿病乳酸性酸中毒是糖尿病的严重急性并发症，由于其病情严重，病死率高，临床工作者应了解其常见的诱发因素，及时处理。一般糖尿病患者容易发生 DLA 的原因主要有以下几个方面。

1.糖尿病控制不佳

由于饮食、运动及药物治疗不当，糖尿病控制不佳，患者可有血糖升高、脱水及丙酮酸氧化障碍、乳酸代谢缺陷，导致血乳酸升高。

2.并发于其他糖尿病急性并发症

如感染、酮症酸中毒和高渗性非酮症性糖尿病、昏迷等急性并发症，也可成为糖尿病乳酸性酸中毒的诱因。

3.其他重要脏器疾病

如脑血管意外、心肌梗死、呼吸道疾病等，可造成或加重组织器官血液灌注不良，导致低氧血症和乳酸性酸中毒。特别是患者在合并严重肝肾功能不全时，极易出现高乳酸血症，甚至乳酸性酸中毒。

4.大量服用苯乙双胍

大量服用双胍类药物尤其苯乙双胍是DLA的常见病因。在高龄、合并心肺肝肾疾病的糖尿病患者,大剂量应用苯乙双胍时更易诱发乳酸性酸中毒。

5.其他糖尿病患者

在合并酗酒,一氧化碳中毒;或服用水杨酸、儿茶酚胺、乳糖过量;或大剂量、长期应用对乙酰氨基酚时偶亦可诱发乳酸性酸中毒。

(三)发病机制

如前所述,乳酸性酸中毒是一大组异质性疾病,不同病因的发病机制不尽相同。各种病因主要通过以下几个方面导致乳酸生成增多或清除减少,进而导致乳酸累积,而发生乳酸性酸中毒。

1.A型乳酸性酸中毒发生机制

A型为继发性乳酸性酸中毒,较B型常见得多,其发病机制是组织获得的氧不能满足组织代谢需要,导致无氧酵解增加。外周组织的供氧量和心排血量、组织的血液灌注及血中的氧含量有关,当血中氧含量下降时,如贫血、血氧分压下降、血氧饱和度下降等,机体尚可通过提高心排血量及增加组织的血液灌注等予以代偿。但当机体由于心搏骤停或休克心排血量及组织灌流大为减少时,由于机体很难在短时间内通过提高血氧含量来代偿,因而导致组织无氧代谢加剧,血乳酸浓度升高。

组织缺氧不仅和其实际供氧量有关,而且还决定于组织对氧的实际需求。长时间的肌肉抽搐、恶性肿瘤、感染、败血症、发热等,可使组织对氧的需求量增加,此时虽组织灌注及血氧含量正常,甚至略高于正常水平,但仍可发生组织缺氧。这种组织的相对缺氧也是引起乳酸性酸中毒的一个原因。此外,在各种休克的抢救过程中,常需使用较大剂量的儿茶酚胺类升压药,许多缩血管药物可使组织低灌注恶化,细胞缺血、缺氧更为严重。细胞内尤其是线粒体的呼吸链缺氧可导致严重的高乳酸血症。

有研究认为,尽管低灌注和贫血状态下缺氧组织的乳酸生成增加,但支持缺氧组织生成乳酸过多的直接证据很少,而证明因乳酸利用减少而导致乳酸性酸中毒的证据颇多。在出血性休克或过度换气时,试验动物的肝脏门静脉供血显著减少,使肝脏血流减少50%,甚至更多。此时,不但使肝脏的乳酸利用减少,还可能使肝脏开始产生乳酸,肝实质细胞缺氧可能是导致肝脏由乳酸利用器官向乳酸生成器官转变的主要信号。此外,组织缺氧导致肝细胞pH下降时,也可使其乳酸清除能力下降。因此,组织细胞缺氧可以两种方式影响肝脏对乳酸的利用:一是外周组织代谢产生的乳酸进入肝脏减少;二是缺血、缺氧导致肝脏大量产生乳酸。因此,在A型乳酸性酸中毒的发病机制中既有乳酸生成增多的因素,也有乳酸利用减少的因素,多是二者共同导致乳酸堆积,而引起酸中毒。

2.B型乳酸性酸中毒发生机制

该型乳酸性酸中毒又分为3个亚型,不同亚型可通过不同机制导致乳酸生成增多和(或)清除减少。

(1)B-1亚型乳酸酸中毒发病机制:该型和一些全身性疾病相联系,不同基础疾病导致血乳酸增加的机制不尽相同。如,①维生素B_1为丙酮酸脱氢酶必需辅助因子,缺乏时因丙酮酸氧化受阻而引起丙酮酸及乳酸的堆积。②瑞氏(Reye)综合征时,丙酮酸羟化酶及乳酸脱氢酶的活性均受损,血中短链脂肪酸浓度明显增高,进而干扰线粒体内氧化磷酸化耦联,使丙酮酸及乳酸浓度升高。③恶性肿瘤时,由于肿瘤细胞无氧酵解亢进,即使在有氧的条件下,也可产生乳酸。尤其当肿瘤病灶波及全身时,肿瘤坏死可进一步导致组织缺氧,使乳酸生成增加,甚至产生慢性乳酸性酸中毒。④败血症时通常有过度换气及呼吸性碱中毒,由于磷酸果糖激酶的活性增强,而促进无氧酵解,成为乳酸蓄积的原因之一。⑤肝肾衰竭时,乳酸的糖异生、氧化磷酸化及转氨基等代谢通路受阻,将导致血中乳酸堆积。

(2)B-2 亚型乳酸酸中毒发病机制:该型多由药物或毒物引起,它们可通过不同的机制导致乳酸累积。如,①酗酒可引起急性乙醇中毒,酒精在乙醇脱氢酶的作用下生成乙醛,乙醛氧化生成乙酸,乙酸进一步代谢使机体生成乳酸增多。②一氧化碳中毒可直接抑制呼吸链的细胞色素氧化酶的作用,使动脉氧含量降低,产生低氧血症而造成乳酸中毒。③儿茶酚胺能收缩骨骼肌及肝内血管,引起肝摄取乳酸功能下降,肌肉因组织缺氧而释放乳酸增加,造成血中乳酸增高。④对乙酰氨基酚(扑热息痛)大剂量或长期服用可引起暴发性肝坏死,使乳酸清除障碍。⑤果糖过量时,肝脏及小肠通过果糖分解途径,大量利用果糖,使 30%～40%的果糖转化为乳糖。此时,小肠也是导致乳酸堆积的重要器官。⑥高效抗反转录病毒药物核苷逆转录酶抑制剂(NRTIs)进入细胞后,通过三磷酸化变为核苷酸,然后掺入病毒 DNA 链阻止 DNA 链的延长,从而抑制病毒复制,但 NRTIs 也能影响宿主细胞 DNA 聚合酶的活性,特别是线粒体 DNA 聚合酶的活性,从而导致线粒体毒性,临床上出现高乳酸血症和乳酸酸中毒。应该注意的是,在 B-1 和 B-2 亚型乳酸性酸中毒的发病机制中,有时仍有缺氧因素的参与。

(3)B-3 亚型乳酸酸中毒发病机制:多见于先天性代谢异常性疾病,由于糖异生途径及线粒体酶活性降低所致。如,①糖原沉积症Ⅰ型的葡萄糖-6-磷酸酶缺乏时,过多的葡萄糖-6-磷酸可进入糖酵解系统,由于低血糖而非酶化脂肪酸增加,丙酮酸氧化障碍,结果导致空腹时丙酮酸和乳酸增高。②线粒体病,可从幼、少年期就表现出乳酸性酸中毒,多伴有神经系统的异常和精神发育迟缓,不仅血中、脑脊液中的乳酸和丙酮酸也高,但两者未必有关。

3.D-乳酸血症发病机制

短肠综合征时患者的小肠绝对或相对变短,碳水化合物以不被消化或部分消化的形式进入结肠,然后经细菌发酵代谢为无机酸,导致肠腔内的 pH 逐渐降低,改变了肠腔的微生态环境,有利于某些细菌如嗜酸乳杆菌、发酵乳酸杆菌、毕希纳乳酸杆菌及牛型链球菌等的过度生长,而这些都是产生 D-乳酸的主要菌群。D 乳酸血症往往发生于患者摄入大量碳水化合物后,后者是 D-乳酸形成的前提或底物。值得注意的是硫胺素的缺乏、D-乳酸的其他代谢异常,也可能是 D-L 酸血症不可忽视的原因。

4.糖尿病性乳酸性酸中毒的机制

糖尿病患者发生乳酸性酸中毒,主要与以下因素有关。

(1)糖代谢障碍:糖尿病患者常伴有丙酮酸氧化障碍及乳酸利用缺陷,平时即有血乳酸轻度升高。糖尿病控制不佳,患者可有血糖升高、脱水,使丙酮酸氧化障碍及乳酸代谢缺陷加重,导致血乳酸升高。

(2)糖尿病急性并发症:感染、脓毒血症、糖尿病酮症酸中毒(DKA)和非酮症高渗性糖尿病昏迷等时,可因缺氧、循环血容量不足等原因,导致组织缺氧、无氧酵解增加,使乳酸生成增加,因此乳酸性酸中毒可与DKA或非酮症高渗性糖尿病昏迷同时存在。

(3)糖尿病慢性并发症:糖尿病患者可合并心、肝、肾脏疾病或(和)并发心、肝、肾脏损害,可造成组织器官血液灌注不良、低氧血症;同时由于糖化血红蛋白增高,血红蛋白携氧能力下降,更易造成局部缺氧,这些均可引起乳酸生成增加。此外,肝脏及肾脏功能障碍又可影响乳酸的代谢、转化及排出,进而导致乳酸性酸中毒。

(4)大量服用双胍类降糖药物:双胍类药物,尤其是苯乙双胍可通过以下机制导致乳酸性酸中毒。①能增加无氧糖酵解,使乳酸生成增多;②能抑制肝脏和肌肉等组织摄取乳酸;③能抑制糖原异生,肝细胞内丙酮酸不能转化为葡萄糖,因此丙酮酸与乳酸均增多。特别是有肾功能减退者,苯乙双胍从肾脏排出减慢,可致血药浓度增加和乳酸性酸中毒。因此,高龄,合并心、肺、肝等内脏疾病的糖尿病患者大剂量使用苯乙双胍时,有诱发乳酸性酸中毒的可能。

应该指出的是,虽然同属双胍类药物,二甲双胍导致乳酸性酸中毒的发生率明显低于苯乙双胍。应用苯乙双胍的乳酸性酸中毒发生率为0.25～1/(1 000・y),而二甲双胍的乳酸性酸中毒发生率为0～0.09/(1 000・y),与曾报道的不用二甲双胍的2型糖尿病患者0.097～0.169/(1 000・y)的乳酸性酸中毒发生率无显著性差异。因此,使用二甲双胍而出现乳酸性酸中毒的2型糖尿病患者,其乳酸性酸中毒可能与2型糖尿病本身有关,而与二甲双胍关系不大。有研究认为,进行适当的剂量调整后,二甲双胍可以用于肾小球滤过率在60～90 mL/min,甚至30～60 mL/min的患者。大量研究表明二甲双胍很少导致2型糖尿病患者发生乳酸性酸中毒,甚至可以用于肾脏、肝脏和心脏衰竭的患者,单纯的心力衰竭不应作为二甲双胍的绝对禁忌证。

(5)糖尿病并发症:糖尿病合并严重肺气肿、肺心病、肺栓塞和白血病等也可引起组织缺氧,使血乳酸升高。

(6)其他:如上所述,当糖尿病患者合并酗酒,一氧化碳中毒,水杨酸、儿茶酚胺、乳糖过量,大剂量或长期应用对乙酰氨基酸、反转录病毒抑制剂时,偶可通过不同的机制诱发乳酸性酸中毒。

三、临床表现及检查

(一)临床表现

临床上DLA不如糖尿病酮症酸中毒常见,主要表现为不同程度的代谢性酸中毒的临床特征,当血乳酸明显升高时,可对中枢神经、呼吸、消化和循环系统产生严重影响。轻症患者仅有乏力、恶心、食欲降低、头昏、嗜睡和呼吸稍深快等表现。中至重度酸中毒患者可有恶心、呕吐、腹泻、腹痛、厌食、乏力及不同程度的意识障碍,还可伴有口渴、脱水、心律失常、低血压、呼吸循环衰竭、痉挛等,严重时神志模糊、精神恍惚、谵妄,甚至昏迷。

患者多合并心、肝、肾脏疾病或(和)并发心、肝、肾脏损害,也可合并严重的肺气肿、肺心病、肺栓塞和白血病,并伴有相应的临床表现。糖尿病患者有服用大量苯乙双胍(降糖灵)、酗酒、水杨酸、儿茶酚胺、乳糖过量,或一氧化碳中毒、长期应用对乙酰氨基酚、反转录病毒抑制剂等病史,当出现上述酸中毒表现时,应高度警惕发生乳酸性酸中毒的可能。特别是一些轻度乳酸性酸中毒患者,临床表现不明显,可能仅有呼吸稍深快的表现,这种情况更要注意,以免误诊或漏诊。还应注意的是糖尿病酮症酸中毒及高渗性非酮症性糖尿病昏迷的患者,尤其是老年患者也常同时并发乳酸性酸中毒,导致病情更加复杂严重。

(二)检查

1.实验室检查

实验室检查是 DLA 诊断的关键。当考虑到患者有发生乳酸性酸中毒的可能时,除进行血乳酸、动脉血 pH 等测定外,还应完善一些糖尿病相关的实验室检查,同时进行心、肝、肾功能、电解质等检查。以期明确 DLA 诊断的同时,了解患者发生 DLA 的原因,并对其酸中毒的情况等进行评估。

(1)血糖、血酮体:患者的血糖水平不一定高,可偏低、正常,也可升高。患者的血酮体水平一般不高,但在合并酮症酸中毒时,则可明显升高。

(2)尿糖、尿酮体:尿糖及尿酮体(—)~(+),当患者进食少、反复呕吐,或与酮症酸中毒合并时,尿酮体可呈阳性或强阳性。

(3)血生化、电解质:可出现血钾升高或高磷酸酯酶血症。患者合并非酮症性高渗性昏迷时,血钠也可升高。当患者合并肝肾功能异常时,可出现血肌酐、尿素氮、转氨酶升高,同时可伴有低白蛋白血症等。

(4)血常规:患者合并贫血时,可出现红细胞和血红蛋白降低,合并感染性疾病时常出现白细胞升高。

(5)其他:合并肿瘤的患者,可有相关肿瘤标志物阳性、占位性疾病的影像学表现、与肿瘤相关的临床表现等证据;合并肝炎、人类免疫缺陷病毒感染者,可有相关病毒抗体阳性检查结果等;当考虑患者系糖尿病合并饮酒过多致乳酸性酸中毒时,也可进行血酒精分析等。

2.代谢性酸中毒

动脉血 pH 是诊断乳酸性酸中毒是否同时伴酸血症的重要指标。如前所述,乳酸性酸中毒是否伴有酸血症,这取决于高乳酸血症的严重程度、机体的缓冲能力,以及是否存在呼吸性碱中毒等情况,故一般将高乳酸血症也归类于乳酸性酸中毒。DLA 患者动脉血 pH 可小于 7.3,有的降至 7 以下。同时伴有体液碱贮备减少,血 CO_2 结合力常<9.0 mmol/L,HCO_3^- 浓度<22 mmol/L,甚至<10 mmol/L。碱剩余(BE)为负值,缓冲碱(BB)降低,实际碳酸氢盐(AB)与标准碳酸氢盐(SB)均可减少。

3.血乳酸、丙酮酸

血乳酸浓度显著增高是本病的关键性诊断依据,为确立乳酸性酸中毒的诊断,应该直接测定血乳酸。患者血乳酸高于正常上限,大多>5 mmol/L,有时可达 35 mmol/L,>25 mmol/L 者大多预后不佳。正常人静息状态下血丙酮酸浓度为 0.07~0.14 mmol/L,血乳酸/丙酮酸正常比值为 10∶1,一般<15∶1,处于平衡状态;发生乳酸性酸中毒时,丙酮酸浓度增高达 0.2~1.5 mmol/L,乳酸/丙酮酸≥30∶1。

根据血清电解质计算阴离子间隙对诊断也有重要的参考价值。阴离子间隙可通过公式 $[Na^+]+[K^+]-[CP^-]-[HCO_3^-]$ 来计算,其正常值为 8~16 mmol/L,平均 12 mmol/L。乳酸性酸中毒患者阴离子间隙升高,常>18 mmol/L,一般可达 25~45 mmol/L。阴离子间隙增大的常见原因有：糖尿病或酒精性酮症酸中毒、尿毒症性酸中毒、乳酸酸中毒、化学毒素摄取后酸中毒（如大量水杨酸、甲醇、乙二醛、副醛）。如无尿毒症又无酮症酸中毒，也无其他原因可解释，则阴离子间隙显著增大性酸中毒强烈支持乳酸性酸中毒。

需要注意的是，血乳酸和阴离子间隙及动脉血 pH 之间的关系并不完全一致。有人报道，血乳酸浓度＞5 mmol/L 的患者，阴离子间隙正常者占 50％，动脉血 pH＞7.35 者占 25％，所以动脉血 pH 和阴离子间隙不是乳酸性酸中毒的敏感指标。

四、诊断与鉴别诊断

（一）诊断

糖尿病乳酸性酸中毒目前尚无满意的疗法，其死亡率高达 50％，预后较差。因此，必须对本病提高警惕，积极预防，以便及早发现、早诊断、早治疗。

1.早期诊断线索

临床上糖尿病患者出现意识障碍、昏迷，并有服用苯乙双胍史及伴有肝肾功能不全、急性感染或慢性缺氧性疾病者，却不能用酮症酸中毒或高渗性非酮症高血糖性昏迷综合征解释者，应高度怀疑乳酸性酸中毒的可能性，尽快行血乳酸等测定以明确诊断。

2.诊断依据和要点

（1）有糖尿病史，或符合糖尿病诊断标准：但多数患者血糖不甚高，血酮体一般不高，没有显著的酮症酸中毒。

（2）有酸中毒的证据：如动脉血 pH＜7.35，体液碱贮备减少，血 HCO_3^- 浓度＜22 mmol/L，甚至＜10 mmol/L，碱剩余（BE）为负值，缓冲碱（BB）降低，实际碳酸氢盐（AB）与标准碳酸氢盐（SB）均可减少。

阴离子间隙常＞18 mmol/L，如能同时排除糖尿病或酒精性酮症酸中毒、尿毒症性酸中毒、化学毒素摄取后酸中毒（如大量水杨酸、甲醇、乙二醛、副醛）等疾病，则应高度怀疑 DLA 的可能。

（3）血乳酸水平升高：常在 1.8 mmol/L 以上。血乳酸水平在 2～5 mmol/L 时，患者多呈代偿性酸中毒，有人称之为高乳酸血症。DLA 患者血乳酸水平多＞5 mmol/L，这是 DLA 诊断的主要依据，同时可伴有丙酮酸浓度增高，乳酸/丙酮酸＞30。

（二）鉴别诊断

本病应与糖尿病酮症酸中毒、高渗性非酮症高血糖昏迷综合征和低血糖症等引起昏迷的疾病相鉴别。

1.糖尿病酮症酸中毒或酮症酸中毒

合并 DLA 糖尿病酮症酸中毒多发生于 1 型糖尿病患者，或胰岛素治疗中断、感染等应激情况，也可见于药物治疗中断、血糖控制不良合并感染等应激状态的 2 型糖尿病患者。由于患者胰岛素不足或作用缺陷，脂肪分解加速，生成大量脂肪酸。大量脂肪酸进入肝脏氧化，其中间代谢产物酮体在血中的浓度显著升高，而肝外组织对酮体的利用大大减少，导致高酮体血症和尿酮体阳性。由于酮体是酸性物质，致使体内发生代谢性酸中毒。临床上可有脱水、深大呼吸、厌食、恶心、呕吐或伴不同程度意识障碍及血 pH、HCO_3^- 浓度下降等与 DLA 相似，但本病患者除血糖控制不良外，呼气中可闻及酮味，且血、尿酮体明显升高，而血乳酸＜5 mmol/L，可作鉴别。

应该注意的是,糖尿病酮症酸中毒合并 DLA 的情况并不少见,应引起高度重视,当糖尿病酮症酸中毒抢救后酮症消失,而血液 pH 仍低时,应考虑合并 DLA 的可能。

2.高渗性非酮症高血糖性昏迷综合征

多见于老年人,起病较慢,主要表现为严重的脱水及进行性的精神障碍,血糖、血钠及血渗透压明显升高,但血液 pH 正常或偏低,血乳酸正常。同样应注意少数患者也可同时伴有 DLA,如果无酮血症时,碳酸氢盐各 15 mmol/L,应该考虑到同时合并 DLA 的可能。

3.低血糖症

低血糖症也可有神志改变,但有过量应用降糖药、进食不及时等病史,出现饥饿感、出冷汗等交感神经兴奋症状,血糖≤2.8 mmol/L,补糖后症状好转,血乳酸不高,血 pH HCO_3^- 浓度及 CO_2 结合力正常等,可作鉴别。

4.酒精性酮症酸中毒

主要表现为呼吸急促、心动过速、腹痛伴血阴离子间隙增大性酸中毒,但患者有长期饮酒史,且在近期狂饮后又突然戒酒,其动脉血 CO_2 分压($PaCO_2$)降低,而血酮和 β-羟丁酸/乙酰乙酸比值升高。有的患者伴有肝功能异常、乳酸性酸中毒、急性胰腺炎、韦尼克(Wernicke)脑病和心衰。

五、治疗及预防

DLA 是糖尿病急性并发症之一,虽临床发病率较低,一旦发生则病情严重、预后差,应用苯乙双胍所致乳酸性酸中毒病死率可达 50%,而 B-1 型乳酸性酸中毒的病死率更是高达 85%。因此,临床工作中要重视乳酸性酸中毒的预防。由于导致乳酸性酸中毒病因复杂,预后不同,因此一旦发生应尽快找出病因,积极治疗原发病,同时要进行对症和支持治疗。

(一)治疗

由于乳酸性酸中毒病因复杂,发病急,病情进展快,其治疗尚缺乏统一的诊疗指南,其治疗很不规范,疗效差异大。

1.治疗原则

包括去除诱因、积极治疗原发病、改善循环、纠正酸中毒、控制血糖和维持水电解质平衡。治疗过程中,应密切注意血压、脉搏、呼吸等生命体征的变化,加强病情观察,及时进行血乳酸、血气分析(pH、HCO_3^-)、血糖、血电解质、阴离子间隙等血生化检查,以根据病情变化及时调整治疗方案。

2.治疗措施

(1)去除诱因和治疗原发病:乳酸性酸中毒确诊后应积极寻找并去除诱发乳酸性酸中毒的诱因,停用一切可诱发乳酸性酸中毒的药物,纠正导致乳酸性酸中毒的基础病因。①由肺部疾病导致缺氧者,应针对原发病因及时处理,必要时作气管切开或机械通气,以保证充分氧合。如血压偏低、有脱水或休克,应补液扩容改善组织灌注,纠正休克,利尿排酸,补充生理盐水维持足够的心排血量与组织灌注,必要时可予血管活性药及中心静脉压监护。②如病因不明的严重乳酸性酸中毒患者,应着重先考虑有感染性休克的可能,及早行病原体培养,并根据经验,尽早选用抗生素治疗。③考虑到维生素 B_1 缺乏症引起者,应给予维生素 B_1 治疗。④对乳酸中毒的基本病因的治疗,还可能涉及外科引流、清创、恶性肿瘤的放化疗或手术、毒物戒断、先天性乳酸中毒时某类饮食的限制等。⑤D-乳酸性酸中毒患者病情发作时,应给予低碳水化合物饮食甚至完全禁食。在纠正脱水的同时,应静脉给予碳酸氢盐,其剂量可适当加大。如果能治疗原发病,如小肠短路,则是最好的选择。口服抗生素值得推荐,但应慎用,因为抗生素也能引起病情的发作。如果患者便秘,应给予灌肠以减轻结肠内D-乳酸的产生和吸收。有人提出,给予胰岛素可减轻脂肪酸的血浓度从而提高D-乳酸的清除率。⑥当考虑到DLA时,在立即停用双胍类等可导致乳酸性酸中毒的药物、保持气道通畅和给氧的同时,应及时应用胰岛素治疗。因为胰岛素相对或绝对不足是导致DLA的诱因之一,胰岛素不足使丙酮酸脱氢酶活性降低,丙酮酸进入三羧酸循环减少。从理论上讲,胰岛素有利于解除丙酮酸代谢障碍,降低游离脂肪酸、酮体和丙氨酸与丙酮酸的竞争,同时可减少周围组织产生乳酸和加强对乳酸的利用。一般采用小剂量胰岛素治疗,以0.1 U/(kg·h)速度持续静脉滴注,如血糖正常或偏低,则应同时给予葡萄糖及胰岛素,根据血糖水平调整葡萄糖及胰岛素比例。即使非糖尿病患者,也有人主张用胰岛素与葡萄糖,以减少糖类的无氧酵解,利于乳酸的消除。

(2)纠正休克:①在A型乳酸中毒者,将血流动力学纠正到适合氧运输是治疗的主要目的,这种疗法对B型乳酸中毒也很重要。补液扩容可改善组织灌注,减少乳酸的产生,促进利尿排酸。输液常用生理盐水,也可用葡萄糖液或糖盐水,必要时补充血浆或全血,但应避免使用含乳酸的溶液,以免加重乳酸性酸中毒。选用血管活性物质纠正休克时,应尽量避免应用肾上腺素或去甲肾上腺素等可强烈收缩血管的药物,以免造成组织灌注量的进一步减少,可用异丙肾上腺素纠正休克。②对伴有休克的A型乳酸酸中毒或因高乳酸血使阴离子间隙增大的患者,输注硝普钠后病情可明显改善,可能与其组织灌注增加有关。对伴有高血容量及周围血管收缩的乳酸酸中毒患者用硝普钠治疗也有良好效果。

(3)纠正酸中毒:①严重的乳酸性酸中毒可显著降低心肌收缩力,减低心排血量,扩张血管造成低血压,减少肝肾血流量,并且在细胞外液的pH<7.1时,肝内pH可降低,进而抑制乳酸的利用。因此,乳酸性酸中毒对机体危害严重,需及时有效地纠正。②对乳酸性酸中毒时碱性药物,特别是碳酸氢钠的应用尚存争议,目前无确切证据表明静脉应用碳酸氢钠可降低死亡率。一般认为,过度的血液碱化可使氧离曲线左移,加重组织缺氧,而且可以使细胞内液和脑脊液进一步酸化和诱发脑水肿。同时大剂量碳酸氢钠可引起血钠过高、血渗透压升高、容量负荷加重,血乳酸反而升高。其机制为碳酸氢钠静脉滴注后,CO_2产生增多,进入细胞使细胞内pH下降,加重细胞内酸中毒,可导致心肌收缩力减弱,心排血量减少,组织血氧灌注降低,无氧代谢加强,乳酸及H^+产生增多,加重酸中毒,增高死亡率。因此,采用静滴碳酸氢钠纠正酸中毒不宜太快,尤其是肺功能及循环功能减退者,CO_2容易蓄积而进一步加重缺氧。临床上可采用小剂量碳酸氢钠持续静滴的方式给药,使HCO_3^-上升4～6 mmol/L,维持在14～16 mmol/L,动脉血pH上升到7.2,或者采取小剂量、反复使用的措施。③Carbicarb是由等分子量的碳酸氢钠及碳酸钠混合的缓冲液,既具有与碳酸氢钠相似的缓冲能力,又不会产生CO_2。动物试验表明,Carbicarb能增加肌肉耗氧量,增加心搏指数,而不影响肺毛细血管楔压,提示Carbicarb有增强心肌收缩力功能。此外,Carbicarb尚可增加肝脏、肌肉、肠道组织对乳酸的利用,在改善心排血指数的同时,并不提高血乳酸水平,但目前尚未有关于Carbicarb的临床应用研究报道。④亚甲蓝和三羟甲基氨基甲烷(THAM)两种制剂都能摄取H^+,理论上能改变NADH/NAD比例,促

进乳酸氧化为丙酮酸，有利于乳酸的消除，但临床应用与理论上并不完全一致。THAM 可在细胞内迅速地移动并和 CO_2 反应，产生 HCO_3^-，作为细胞内缓冲液，能改善细胞内酸中毒。既无钠负荷，也无渗透压问题，但有抑制呼吸和降血糖等不良反应，需要人工通气，如果药液漏到血管外能使组织发生坏死。有人指出亚甲蓝的疗效可能与患者的乳酸性酸中毒严重程度有关，一旦患者处于不能纠正的休克状态，组织缺氧状态不能改善，乳酸生成速度大于清除速度或患者已发展为多系统器官功能衰竭，亚甲蓝降低血乳酸的作用将会非常有限。若能及早诊断，且患者无休克及肝肾功能不全、多系统器官功能衰竭时，亚甲蓝确实能够使部分乳酸性酸中毒患者的血乳酸水平明显下降，还能够使部分患者的意识障碍程度减轻，提示亚甲蓝对有意识障碍的乳酸性酸中毒患者具有促醒作用。⑤二氯醋酸(dichloroacetic acid，DCA)具有明确的刺激丙酮酸脱氢酶的药理作用，而此酶为葡萄糖、丙酮酸和乳酸有氧氧化的限速酶。随着 DCA 静脉输入，数分钟后所有组织中丙酮酸脱氢酶均被激活，从而促进了丙酮酸、乳酸有氧氧化，抑制了糖酵解生成乳酸。同时 DCA 还具有正性营养作用可改善心肌糖利用，有利于细胞内高能磷酸盐合成，从而增加了心排血量，在某些心衰、低血压者可升高收缩压，提高组织灌注，降低乏氧对乳酸生成的刺激。动物实验已证实 DCA 可被很好地耐受，显著降低血乳酸，提高血 pH，降低了乳酸酸中毒的发病率及病死率。由于 DCA 尚有促进外周组织葡萄糖利用、抑制糖异生的作用，因此 DCA 尚有降低 DLA 患者血糖的作用。然而，对严重的 A 型乳酸酸中毒患者的研究表明，DCA 虽能降低患者的血乳酸水平，但不能改善其预后。研究认为 DCA 虽能显著降低严重乳酸酸中毒患者的动脉血乳酸水平，但其血乳酸及 pH 变化尚不足以改善患者的血流动力学及生存率。

虽然短期使用 DCA 尚未显示明显毒性，但长期口服此药，无论对人或动物，均发现有某些神经毒性的表现，因此尚需对其临床作用做进一步研究。

(4)透析疗法：用不含乳酸钠的透析液进行血液或腹膜透析治疗，可加速乳酸排泄，并可清除苯乙双胍等引起乳酸性酸中毒的药物。紧急情况下，D-乳酸酸中毒也可采用血液透析治疗。透析可允许同时应用碳酸氢钠静滴，而无液体负荷过重的担忧。因此，透析纠正酸中毒不仅仅是去除氢离子或乳酸而且也为补碱留出空间以恢复缓冲池，是严重乳酸中毒伴充血性心衰和肾衰时最有效的治疗方法。因此，在生命体征平稳，条件许可时应尽早使用透析治疗。血液透析(HD)、血液透析滤过(HDF)和持续性静脉血液滤过(CVVH)对乳酸性酸中毒均有明确的疗效。有研究表明 CVVH 对血氧分压及血流动力学影响小，对于血压未达正常范围但相对稳定的患者也可应用，并持续脱水解决水、钠潴留和高碳酸血症，此法优于 HD 和 HDF。有研究表明，早期应用 CVVH 治疗可显著降低 DLA 的病死率。

(5)支持治疗和对症处理：①动脉 $pH<7.2$ 者及严重低氧血症者应收住 ICU。在治疗低氧血症(如 ARDS)时，应使用呼吸器，保持 PaO_2 或 $PaCO_2$ 处于理想水平。在治疗严重乳酸性酸中毒时，应用机械通气可提高患者的动脉血氧分压，增加组织氧供，减少乳酸的产生，加速乳酸的代谢，同时，机械通气可增加因快速输入大量碳酸氢钠所产生过多 CO_2 的排出，维持酸碱平衡，为原发病的治疗赢得时间，改善患者的预后。②对于循环功能不全者，要监测并维持适当的心排量及血压。积极改善心功能同时，根据辅助检查结果进行护肝、保护肾功能及加强营养、抗感染、护理等综合治疗，并应注意监测血钾、血钙、血糖，视情况酌情补钾、补钙、降糖，以防低血钾、低血钙和高血糖。

（二）预防

预防乳酸性酸中毒的关键是了解本病的发病机制，熟练掌握导致本病的各种因素及其致病因素，遇到可能发生本病的情况时，及时对患者及医务人员进行教育，避免应用某些药物，或加强检测，及时调整治疗方案。休克、缺氧、肝肾衰竭状态下的重危患者，若伴有酸中毒，须警惕发生本病的可能性，积极防治。

对于糖尿病患者，首先应加强糖尿病的宣传教育，加强医生与患者间的联系。其次，为安全考虑，在临床中严格掌握双胍类药物的适应证和禁忌证，尽可能不用苯乙双胍。再次，注意掌握好二甲双胍的适应证，尽管前面提到二甲双胍的应用并没增加 DLA 的发生率，但在糖尿病患者并发心、肝、肾功能不全，或在缺氧、过度饮酒、脱水时，应尽量避免使用二甲双胍。美国糖尿病协会已建议当血肌酐（Cr）＞125 μmol/L 时，应避免使用二甲双胍。

第四节　甲状腺功能亢进危象

一、概述

甲状腺危象，简称甲亢危象，是甲状腺毒症病情的极度加重并危及患者生命的严重并发症。甲亢危象发病率不高，占甲亢住院患者的 1%～2%，近几年随着对疾病认识的加深，术前的充分准备，其发病率呈进一步下降的趋势。本病虽然不常见，但死亡率却高达 30%～60%。甲亢危象可发生于任何年龄段，女性发病率明显高于男性，且以老年女性多见，这与甲亢好发于育龄期女性有所不同。

二、病因及发病机制

（一）诱因

任何原因引起的甲状腺毒症在一定诱因作用下都可以发展为甲亢危象，最常见的是 Graves 病，也可发生于多结节性甲状腺肿伴甲亢、自主性高功能腺瘤、亚急性甲状腺炎、高分化甲状腺癌等。甲亢危象的发生往往都有诱因，常见的诱因如下。

1.感染

感染是最常见的诱因，严重感染时血中甲状腺激素结合蛋白减少，大量甲状腺激素成为有生物活性的游离激素，加上感染时机体对甲状腺激素清除能力下降，因此甲状腺毒症在严重感染未能及时控制时可发展为甲亢危象。常见的感染部位是呼吸道，其次为胃肠道和尿路感染，其他感染比较少见。

2.应激

应激情况下可导致甲状腺激素大量释放入血，引起甲亢危象。常见的应激，如情绪激动、过度劳累、高温、饥饿、药物反应（如过敏、洋地黄中毒）、心绞痛、心力衰竭、糖尿病酮症酸中毒、低血糖、高钙血症、肺栓塞、分娩和妊娠、急性脑血管意外、各种非甲状腺的外科手术、烧伤、创伤、麻醉等。

3.药物过量

阿司匹林或其他非甾体消炎药、化疗药物、抗甲状腺药物不适当应用，医源性甲状腺激素摄入过多等都能诱发甲亢危象。外源性摄入甲状腺激素过多引起的甲亢危象比较少见，曾有报道，一年轻女孩为了减肥每天摄入大量甲状腺激素长达 6 个月，最终发展为甲亢危象。

4.碘过多

术前准备碘剂服用时间过长、含碘造影剂摄入过多、胺碘酮的长期应用都可诱发甲亢危象。碘化物可以抑制甲状腺激素结合蛋白的水解，使甲状腺激素的释放减少；此外，细胞内碘化物浓度超过临界浓度时，可使甲状腺激素的合成受到抑制，当突然停用碘剂，甲状腺滤泡上皮细胞内碘浓度减低，抑制效应消失，甲状腺内原来储存的碘被利用合成激素，释放入血的激素明显增多，导致病情加重，诱发甲状腺危象的发生。

5.甲状腺组织破坏导致大量甲状腺激素释放入血

颈部及甲状腺手术、放射性碘治疗甲亢、甲状腺活检、过多过重触摸甲状腺等，导致甲状腺组织内的甲状腺激素大量释放入血，诱发危象的发生。甲亢患者术后 4～16 h 内发生危象者，要考虑危象的发生与手术有关；16 h 以后发生者，尚需寻找感染灶或其他原因。手术引起甲亢危象的原因如下。

(1)术前准备不充分：术前甲亢没有控制，或者术前准备不充分，或虽然术前已经应用抗甲状腺药物但停用时间过长，手术时甲状腺功能仍处于亢进状态，或者术前用碘剂准备时间过长，作用脱逸，甲状腺利用这些碘剂合成大量甲状腺激素释放入血。

(2)手术与麻醉时的应激：麻醉导致机体应激反应，手术过程中挤压甲状腺，以及手术对甲状腺的损伤，导致储存在甲状腺组织内的甲状腺激素短时间内大量释放入血液中。

(二)发病机制

甲亢危象的发病机制目前还不是很清楚，参与的因素很多，任何一种说法都很难圆满解释甲亢危象发生的整个过程，其发病机制可能与细胞因子的释放以及在各种诱因作用下诱导的急性免疫紊乱有关。下面几个方面可能参与甲亢危象的发生。

1.大量甲状腺激素释放至血液循环中

一部分甲亢患者服用大量甲状腺激素可产生危象；甲状腺手术、不适当的停用碘剂以及放射性碘治疗后，患者血中甲状腺激素升高，引起甲亢危象，这些均支持本病的发生是由于大量甲状腺激素骤然释放入血所致。

2.血中游离甲状腺激素增加

感染、甲状腺以外其他部位手术应激，可使血中甲状腺激素结合蛋白浓度减少，与其结合的甲状腺激素解离，血中游离甲状腺激素增多，这可以解释部分甲亢危象患者的发病。

3.机体对甲状腺激素反应的改变

由于某些因素的影响，使甲亢患者各系统的脏器及周围组织对过多的甲状腺激素适应能力降低，从而诱发危象。临床上见到甲亢危象时有多系统器官的功能衰竭，但血中甲状腺激素水平却不升高，以及在一些患者死后尸检时并未发现特殊病理改变等，这些现象均支持这种观点。

4.肾上腺素受体的活力增加

给甲亢患者做交感神经阻断，或者服用抗交感神经或 β_2 肾上腺素受体阻断剂，均可使甲亢的症状和体征得到改善，说明甲亢的许多表现是由于患者血中甲状腺激素增多，儿茶酚胺的作用增强所致。甲亢危象时产热过多是由于脂肪分解加速，甲状腺激素可直接或通过增加儿茶酚胺的作用使脂肪分解。危象患者若采用 β_2 肾上腺素受体阻断剂，血中增高的游离脂肪酸水平可迅速下降，甲亢危象的临床征象同时得到改善。

5.甲状腺素在肝中清除降低

手术前后和其他的非甲状腺疾病的存在或进食热量的减少，均引起 T_4 清除减少，有报道感染时常伴发 50％以上的 T_4 清除减少，这些都能使血中的甲状腺激素量增加。

三、临床表现及检查

（一）临床表现

1.原有甲状腺毒症的临床表现

如甲状腺弥漫性肿大、眼征、高代谢综合征，但多数患者症状并不典型，可以没有甲状腺的肿大和眼征，表现为某一系统的症状为主，如不明原因的心动过速、消化道症状、神经系统症状等。

2.甲亢危象的临床表现

（1）典型表现：甲亢危象的典型症状表现在 4 个方面，即高热、心血管系统、消化系统和中枢神经系统症状。

1）高热：是甲亢危象的特征性表现，也是与重症甲亢的重要鉴别点。表现为体温急剧升高，高达 39℃以上，伴大汗淋漓、皮肤潮红，继而可汗闭、皮肤苍白和脱水。

2）心血管系统：表现为心动过速，心率常在 160 次/分以上，与体温升高不成比例。可出现心律失常，室上性心律失常和心房纤颤最常见，严重的出现充血性心力衰竭、肺动脉高压、肺水肿，治疗不及时出现血压下降、心源性休克，最终因循环衰竭而死亡，尤其是本来就有甲亢性心脏病者更容易发生甲亢危象，一旦发生病情凶险，预后差。

3）消化系统：表现为食欲极差，恶心、呕吐频繁，腹泻明显，恶心和腹痛常是本病早期表现。病后体重下降明显，可出现肝脾大、肝功能异常，随病情的发展出现肝功能衰竭、黄疸等，其中，黄疸的出现是预后不良的征象。

4）中枢神经系统：有精神变态，常见焦虑、震颤、极度烦躁不安、谵妄、嗜睡，最后陷入昏迷。

（2）不典型表现：像淡漠型甲亢一样，有些患者甲亢危象的症状并不典型，没有以上所述的典型表现，而表现为表情淡漠、木僵、嗜睡、反射降低、低热、极度乏力、心率减慢、脉压减小、恶病质、最后陷入昏迷，甚至死亡。这种类型的甲亢危象称之为“淡漠型甲亢危象”，这部分患者如果既往没有甲亢病史，往往容易漏诊、误诊。

（3）并发症：除以上典型和不典型表现外，临床上可以见到一些少见的临床表现与甲亢危象相伴发，在临床上须引起注意，如果诊断不及时或者处理不当，往往会导致病情加重，延误治疗。

1）电解质紊乱：常由于进食差，频繁呕吐和腹泻、大汗，电解质摄入减少，排出增多所致。约半数患者有低钾血症，1/5 的患者血钠减低。如果患者合并充血性心力衰竭使用排钾利尿剂，往往会加重低血钾，造成严重心律失常，甚至心搏骤停。

2)低血糖：甲亢危象合并高血糖比较常见，低血糖少见。但甲亢病史长、控制差的患者往往继发严重的营养不良，加上发生危象时食欲下降、恶心、呕吐，可以出现营养不良性低血糖。低血糖时的神经系统表现往往掩盖了甲亢危象的临床表现，如果把治疗的重点放在低血糖上，会延误甲亢危象的诊断和治疗，失去最佳治疗时机；如果没有注意到低血糖，即使甲亢危象治疗及时，低血糖得不到纠正也会引起严重后果。因此，对于不明原因就诊的昏迷者都应常规监测血糖。

3)黄疸和肝功异常：黄疸和肝功能衰竭与甲亢危象可以互为因果，严重甲状腺毒症及继发的充血性心力衰竭，可以发生肝细胞内胆汁淤积性黄疸及肝功能进行性下降，甚至发展为急性肝功能衰竭、肝性脑病，出现意识改变；另一方面因为肝脏功能下降、肝脏合成甲状腺素结合蛋白的能力下降、肝脏对甲状腺激素的清除减少，导致血液内游离甲状腺激素增多，可以诱发甲亢危象的发生。

4)多器官功能衰竭：甲亢危象过程中发生感染、极高热、休克等病理过程，如果就诊不及时，往往会发展为多器官功能衰竭，表现为心力衰竭、肝功能衰竭、肾衰、呼吸衰竭，病情凶险，预后极差。

5)血栓栓塞性疾病：甲亢危象时高热、大汗、腹泻、呕吐，导致血容量不足，机体处于高凝状态；另外甲亢危象时凝血因子Ⅲ活性增高，通过因子Ⅲ介导的高凝状态导致血栓栓塞性疾病发病率增加。国外有年轻的甲亢危象患者发生脑静脉血栓形成的报道。

6)横纹肌溶解：甲亢危象时极高热、严重低氧血症、电解质紊乱及酸碱失衡都是发生肌溶解的常见原因，患者表现为肌肉疼痛、肌红蛋白尿和血肌酸激酶的极度升高，可发展为急性肾衰竭。

7)肾上腺皮质功能不全：甲亢时肾上腺皮质激素的合成、分泌和分解代谢加速，久之使肾上腺皮质功能减退。甲亢危象发生时，机体处于应激状态，肾上腺储备功能不足，不能满足机体的需要可以诱发肾上腺危象的发生。有肾上腺皮质功能不全与甲亢危象同时发生的报道。

(二)辅助检查

1.一般常规检查

血常规可表现为感染血象、血液浓缩、白细胞减少。尿常规可有蛋白尿，合并急性肾衰时可见病理管型，肌溶解时为浓茶色或酱油色尿，潜血阳性而镜下见不到红细胞。合并感染时大便常规可有脓细胞、白细胞，潜血试验可阳性。

2.生化检查

可有转氨酶、肌酶、尿素氮、肌酐的升高，血钾、血钠可降低。

3.甲状腺功能表现

为甲状腺功能亢进，FT_3、FT_4升高、TSH降低，但甲状腺功能的高低与疾病的严重程度并不成比例。有的作者认为在甲亢危象时，患者血中甲状腺激素水平明显高于无危象的甲亢患者，也有作者见到甲亢危象时甲状腺激素含量并不明显升高，所以测定血中甲状腺激素对甲亢危象的帮助不大，而当检测甲状腺激素水平显著高于正常时，对诊断和判断预后有一定的意义。

4.超声检查

甲状腺弥漫性或结节性肿大，血流丰富，可见火海征，频谱多普勒示甲状腺动脉的频谱为高速低阻频谱。

四、诊断与鉴别诊断

(一)诊断

如果患者既往有甲亢病史,出现病情的加重,伴有高热、心动过速、恶心、呕吐及神志的改变,诊断并不困难。但对于既往无甲亢病史,症状又不典型者,诊断存在一定困难。详细地询问病史,仔细地体格检查,突眼征、甲状腺肿大伴血管杂音、胫前黏液性水肿有助于诊断。

临床上怀疑甲亢危象时应立即采血备查甲状腺功能,有条件可以在急诊行甲状腺 B 超检查。国内外对甲亢危象没有统一的诊断标准,北京协和医院根据其临床实践将甲亢危象大体分为两个阶段,即体温<39℃和脉率在 160 次/分以下、多汗、烦躁、嗜睡、食欲减退、恶心以及大便次数增多等,为甲亢危象前期;而当患者体温>39℃,脉率>160 次/分,大汗淋漓或躁动、谵妄、昏睡和昏迷,呕吐及腹泻显著增多等,定为甲亢危象。当病情处于危象前期时,如未得到及时处理,会发展为危象。甲亢患者因各种原因使甲亢病情加重时,只要存在上述半数以上危象前期诊断标准,即按危象处理。

(二)鉴别诊断

1.恶性极高热的鉴别

(1)中枢性高热:常见于颅内感染和脑血管病变损伤下丘脑体温调节中枢,导致机体散热、产热、保温功能障碍。患者体温可高达 41~42℃,但皮肤干燥少汗,皮肤温度分布不均,四肢低于躯干;心率升高不明显,没有与体温改变相应的心率改变,体温易随外界环境变化而波动,白天稍低,夜间高,有体温倒错现象。

(2)败血症:败血症可表现为高热及意识改变,与甲亢危象有相似的临床表现,但其发多为弛张热,热起急骤,伴有畏寒、寒战,热退时伴出汗;其心率多与体温相一致。血培养有菌生长,甲状腺功能正常或者表现为低 T_3综合征,可与甲亢危象相鉴别。

2.昏迷的鉴别

(1)低血糖昏迷:低血糖时患者可有大汗、心率快及精神症状,甚至昏迷,但其多有引起低血糖的原因,如糖尿病患者正在接受胰岛素促泌剂或胰岛素治疗,或既往曾经有反复发作的低血糖惠普尔(Wipple)三联征。一般不伴有体温升高,血糖常<2.8 mmol/L,给葡萄糖后病情立刻改善,可与甲亢危象鉴别,但应注意排除甲亢危象同时合并低血糖。

(2)肝性脑病:甲亢危象时往往伴有黄疸和肝功损害,加上神志和意识的改变,如果既往没有甲亢病史,很容易误诊为肝性脑病。但肝性脑病者大多有慢性肝病病史及诱发脑病的因素,伴有扑翼样震颤和肝硬化腹水,血氨升高,一般不伴高热和明显心动过速,甲状腺功能多正常或表现为正常甲状腺功能病态综合征(euthyroid sick syndrome,ESS)。

(3)肾上腺危象:多数患者伴有高热,体温可达 40℃以上,有低血压、低血容量休克、心动过速、恶心、呕吐及神志、意识的改变。但多有引起肾上腺皮质功能不全原发病症状和体征,可伴有低血糖,顽固性低钠血症,血钾一般正常,血皮质醇和促肾上腺皮质激素(ACTH)测定有助诊断。

(4)嗜铬细胞瘤危象:嗜铬细胞瘤可有头痛、心悸、多汗三联征,但出现高血压危象时可伴有神志不清及意识改变,常有多器官功能衰竭,多不伴高热,血尿儿茶酚胺及其代谢产物明显升高，肾上腺影像学检查可发现肿瘤、结节或增生。

(5)妊娠期合并 Wernicke 脑病：妊娠早孕反应重者，因为频繁呕吐，进食差，导致维生素 B_1 缺乏，影响体内糖的代谢，导致神经细胞变性坏死；临床表现为精神症状，如意识不清、谵妄、昏迷、心动过速等。妊娠合并甲亢，以及正常妊娠时可以伴有甲状腺轻度肿大，HCG 升高可以模拟 TSH 的作用引起轻度甲状腺毒症症状，当其因为意识障碍就诊时往往会考虑妊娠合并甲亢危象，忽视 Wernicke 脑病的诊断。详细询问病史及行甲状腺 B 超检查、颅脑的磁共振检查有助于诊断。

五、治疗及预防

甲亢危象前期或甲亢危象诊断以后，不需要等待化验结果，应尽早开始治疗。治疗的目的是纠正严重的甲状腺毒症和诱发疾病，其中占很重要的地位是加强支持治疗，保护机体重要脏器，防止脏器功能衰竭。如有条件，应在内科 ICU 进行监护治疗。治疗措施如下。

（一）抑制甲状腺激素的继续合成

硫脲类抗甲状腺药可以抑制甲状腺激素的合成，常用的有甲巯咪唑（他巴唑，MM）和丙硫氧嘧啶（PTU），口服或经胃管鼻饲给药。常用剂量为首次给予 PTU 600 mg 或 MM 60 mg，之后 PTU 200 mg 或 MM 20 mg，每 6～8 h 一次，待症状减轻后减为常规量。PTU 和相比，首选 PTU，因为 PTU 起效快，而且有抑制外周组织中 T_4 向 T_3 转化的作用，能迅速降低血液中 T_3 水平。

（二）抑制甲状腺激素的释放

硫脲类抗甲状腺药只能抑制甲状腺激素的合成，不能抑制已经合成的甲状腺激素的释放。碘剂能迅速抑制甲状腺结合蛋白水解，从而减少甲状腺激素的释放，大剂量碘剂还能抑制 T_3 与细胞受体的结合，尤其对由甲状腺炎或者外源性甲状腺激素摄入过多引起的甲亢危象患者，碘剂往往比抗甲状腺药物更有效，因此在给予抗甲状腺药物 1 h 后开始给碘剂。常用复方碘溶剂（Lugol 液），首剂 30 滴，以后每 6～8 h 给予 5～10 滴；或静脉滴注碘化钠 1～2 g（或 0.25 g/6 h），或复方碘溶液 3～4 mL/1 000～2 000 mL 溶液，病情改善后逐渐减量，一般用药 3～7 天。如果对碘剂过敏，可改用碳酸锂 0.5～1.5 g/d，分 3 次口服。碘化物的浓度过高或滴注过快易引起静脉炎，静脉滴注时应该倍加小心。过去未用过碘剂者，使用碘剂效果好。

碘剂一般在给予 PTU 或 MM 1 h 后再给，能够完全抑制由所用碘产生的额外的甲状腺激素的产生，但在临床应用时，经常两种药同期使用不需等待。有报道在碘化物中碘番酸钠盐更有效，能更迅速降低血循环中甲状腺激素水平。

（三）迅速减低血液中甲状腺激素的水平

硫脲类抗甲状腺药物和碘化物只能减少甲状腺激素的合成和释放，不能迅速降低血中 T_4 和 T_3 的水平，尤其是 T_4 它的半衰期为 6.1 天，而且大部分是与血浆蛋白结合的。文献中介绍的迅速清除血中过多的甲状腺激素，成功抢救甲亢危象的方法有：血液透析、腹膜透析、血浆置换等。

（四）抑制 T_4 向 T_3 转化

降低周围组织对甲状腺激素的反应常用的有 β-受体阻断剂，利血平或胍乙啶，糖皮质激素等。

1.β-受体阻断剂

β-受体阻断剂有拮抗交感神经兴奋的作用，能够降低周围组织对儿茶酚胺的敏感性，常用的是普萘洛尔（心得安）。普萘洛尔不仅具有抑制甲状腺激素对交感神经的作用，还可较快的减少末梢组织中 T_4 转变为 T_3。甲亢患者使用普萘洛尔后，虽然甲状腺功能无改善，但用药后兴奋、多汗、发热、心率增快等症状均有明显改善。甲亢危象时一般每 6～8 h 给予普萘洛尔 30～50 mg，或 1 mg 稀释后缓慢静脉推注，视病情需要可重复用药 3～5 次，用药后数小时内心率下降，继而体温、精神症状，甚至心律失常也可有明显改善。值得注意的是，病程长、甲亢控制不良者往往容易合并甲亢性心脏病、心功能不全，β 受体阻断剂具有负性肌力、负性传导、收缩支气管平滑肌的作用，因此对心功能不全，尤其是心排血量减少的心功能不全、心脏传导阻滞、心房扑动、支气管哮喘等患者应慎用或禁用。短效及选择性受体阻断剂，如拉贝洛尔、艾司洛尔，比普萘洛尔更安全，且治疗效果在临床中也得到认可。

2.糖皮质激素

甲亢时肾上腺皮质激素清除增快，随着病程的延长可能出现肾上腺储备功能不足，甲亢危象时机体处于应激状态，对肾上腺皮质激素的需要量进一步增加，此时往往出现肾上腺皮质功能不全，需要外源性补充糖皮质激素；糖皮质激素可以抑制外周组织 T_4 转化为 T_3、抑制甲状腺激素的释放、降低周围组织对甲状腺激素的反应性；另外，糖皮质激素可以增强机体的应激能力，为疾病的治疗赢得时间。因此甲亢危象时可以给予糖皮质激素，常用氢化可的松 100 mg 加入 5%～10%的葡萄糖溶液中静脉滴注，每 6～8 h 一次，待病情好转后逐渐减量。

3.利血平和胍乙啶

利血平和胍乙啶能够消耗组织内的儿茶酚胺，高剂量时有阻断交感神经作用，减轻甲亢引起的交感神经兴奋症状。利血平首次可肌内注射 5 mg，以后每 4～6 h 注射 2.5 mg，约 4 h 以后甲亢危象的临床表现可以减轻。如能口服，胍乙啶剂量为每日 1～2 mg/kg，用药 12 h 后开始起效。利血平可抑制中枢神经系统，影响病情观察；胍乙啶不能通过血脑屏障。

（五）对症支持治疗

1.保护机体脏器功能，防止功能衰竭

密切监测心、脑、肾等重要脏器功能，防止发生多器官功能衰竭，一旦发生，临床抢救成功率极低。

2.补液，防止电解质紊乱

高热、呕吐及大量出汗，易发生脱水及高钠血症，需要补液及纠正电解质紊乱。甲亢危象时机体处于严重高代谢状态，需要补充葡萄糖、维生素，不能进食者要给予鼻饲或胃肠外营养，保证每日的热量供应，提高机体的抗病能力。

3.氧疗

甲亢危象时的高代谢状态使机体处于相对缺氧状态，低氧血症及电解质紊乱可以诱发心、脑、肾等脏器功能受损，严重者导致急性肝功能衰竭、急性横纹肌肌溶解，因此氧疗是必要的。

4.控制高热

高热时给予物理降温，如酒精擦浴、冰袋、降低环境温度等，必要时给予解热药物，如对乙酰氨基酚（扑热息痛），但禁用乙酰水杨酸类制剂，因为此类药物能与 T_3、T_4 竞争结合甲状腺结合蛋白，使 FT_3、FT_4 浓度进一步升高，加重病情。如果高热迟迟不退，可给予人工冬眠疗法，哌替啶 100 mg，氯丙嗪及异丙嗪各 50 mg，混合后静脉持续泵入。

5.去除诱因，防治并发症

由感染引起者应在留取标本进行病原学检查的同时，根据临床用药经验选用高效抗生素，以后根据药敏结果调整用药；由其他疾病引起的应给予相应治疗。

（六）外科手术治疗

甲亢危象时患者一般情况较差，手术耐受性差，而且麻醉、甲状腺组织的挤压和破坏、手术本身的应激本来就是甲亢危象发生和加重的诱因，因此手术的风险较大，临床上很少采用。但甲状腺危象药物不能控制时应选择手术，手术进行的越早、病情相对较轻的预后良好。曾有报道对 14 例甲状腺危象患者在确诊后 18 h 内实施手术，术后 12 例病情迅速好转，仅有 2 例死于严重并发症如充血性心力衰竭和多器官功能衰竭。

（七）甲亢的后续治疗

甲亢危象控制后应根据患者的具体情况选择适合的治疗方案，防止危象再次发生。

（八）甲亢危象的预防

1.甲亢知识教育

向患者讲解甲亢的有关知识，指导正确的饮食和合理治疗。指导患者学会进行自我心理调节，增强应对能力，做到劳逸结合。同时向患者家属提供甲亢的有关知识，让家属理解患者的现状，多关心、多爱护、多理解患者。

2.指导患者正确治疗甲亢

向患者说明药物治疗的重要性和必要性，药物治疗的疗程和药物调整方案，让患者坚持服药，避免临床症状好转后误以为已经治愈而随便停药；告诉患者药物的不良反应，指导患者定期复查血常规、肝功和甲状腺功能；对于药物治疗效果不好的患者，要及时向患者提供其他治疗方法，以利病情尽快控制，防止并发症的出现。

3.选择正确的治疗方法

对甲亢症状较重或者甲状腺明显肿大者，应先给予抗甲状腺药物治疗，待病情平稳后再给予 ^{131}I 治疗，防止因甲状腺破坏、大量甲状腺激素释放入血，诱发甲亢危象。

4.手术的时机和准备

术前准备要充分，严格掌握手术适应证和手术时机。术后严密观察病情变化，做好甲亢危象的急救准备。

5.避免一切诱发甲亢危象的因素

如感染、劳累、精神创伤，一旦合并其他疾病要及时治疗，防止诱发危象发生。

第三章　消化系统急危重症

第一节　急性肝衰竭

在肝衰竭的临床表现中，急性肝衰竭有着鲜明特点，病情凶险，积极得当的治疗，急性肝衰竭相对慢加急性肝衰竭预后要好，我们有必要了解急性肝衰竭生理、病理，以及急性肝衰竭的定义和治疗。

一、肝脏的生理基础

成人肝脏质量为 1 500 g 左右，是腹腔中最大的内分泌器官。肝脏的血流量极为丰富，约占心排血量的 1/4。每分钟进入肝脏的血流量为 1 000～1 200 mL。肝脏的主要功能是进行糖的分解、贮存糖原；参与蛋白质、脂肪、维生素、激素的代谢；解毒；分泌胆汁；吞噬、防御机能；制造血液凝固因子；调节血容量及水电解质平衡；产生热量等。在胚胎时期肝脏还有造血功能。肝脏的再生能力旺盛，因外伤、肿瘤，肝脏被切除一半，残留的肝脏仍能维持其功能，并在 3 周至 8 周内长至原有大小。

1.代谢功能

(1)糖代谢：淀粉和糖类消化后变成葡萄糖经肠道吸收，肝脏将它合成肝糖原贮存起来；当机体需要时，肝细胞又能把肝糖原分解为葡萄糖供机体利用。

(2)蛋白质代谢：肝脏是人体白蛋白唯一的合成器官；球蛋白、酶蛋白及血浆蛋白的生成、维持及调节都要有肝脏参与；氨基酸代谢，如脱氨基反应、尿素合成及氨的处理均在肝脏内进行。

(3)脂肪合成、维生素代谢、激素灭活 3 个过程均需要肝脏完成。

2.胆汁生成和排泄

肝细胞制造、分泌的胆汁，经胆管输送到胆囊，胆囊浓缩后排放入小肠，帮助脂肪的消化和吸收。

3.解毒作用

人体代谢过程中所产生的一些有害废物及外来的毒物、毒素、药物的代谢和分解产物，均在肝脏解毒。

4.免疫功能

肝脏是最大的网状内皮细胞吞噬系统，它能通过吞噬、隔离和消除入侵和内生的各种病原微生物。

5.血液凝固功能

血液凝固因子几乎都由肝脏参与制造，血液凝固因子Ⅱ、Ⅶ、Ⅸ、Ⅹ在肝脏生成，肝脏在人体血液凝固和抗凝两个系统的动态平衡中起着重要的调节作用。

二、病理表现

急性肝衰竭是肝细胞呈一次性弥漫性大片融合性坏死，坏死面积大于肝实质2/3，坏死区域可见胆汁淤积。坏死区仅留下原有的网状支架，网眼中充满红细胞而使坏死区呈红色，红色区恰为大块性坏死的结果，故称为“急性红色肝坏死”，这一描述更能反映病变的本质。坏死自小叶中央静脉开始，向四周扩延，仅小叶周边留有少部分变性的肝细胞。肝窦明显扩张充血并出血，坏死区库普弗细胞增生肥大，小叶内及汇管区有淋巴细胞和巨噬细胞为主的炎细胞浸润，残留的肝细胞再生现象不明显。急性肝衰竭也可以存在大块性坏死，或桥接坏死。坏死面积大于肝实质的2/3者，多不能存活；反之，肝细胞保留50%以上的，肝细胞虽有变性及肝功能障碍，度过急性阶段后肝细胞再生迅速，有望恢复。如发生弥漫性小泡性脂肪变性，预后往往较差。

三、急性肝衰竭的定义

肝衰竭是临床常见的严重肝病症候群，病死率极高。多年来，对肝衰竭的定义、病因、分类、诊断和治疗、预后等问题医学界不断进行探索，2012年，中华医学会感染病学分会肝衰竭与人工肝学组和中华医学会肝病学分会重型肝病与人工肝学组对我国的《肝衰竭诊疗指南》进行更新。肝衰竭定义是多种因素引起的严重肝脏损害，导致其合成、解毒、排泄和生物转化等功能发生严重障碍或失代偿，出现以血液凝固功能障碍、黄疸、肝性脑病、腹水等为主要表现的一组临床症候群。

急性肝衰竭是其中重要的一型。急性肝衰竭(acute hepatic failure，AHF)是急性起病，2周内出现Ⅱ度及以上肝性脑病(按Ⅳ度分类法划分)并有以下表现者：①Ⅳ极度乏力，有明显厌食、腹胀、恶心、呕吐等严重消化道症状；②短期内黄疸进行性加深；③出血倾向明显，血浆[凝血]因子Ⅱ活动度(PTA)≤40%(或INR≥1.5)，且排除其他原因；④肝脏进行性缩小。其中血浆[凝血]因子Ⅱ活动度(PTA)≤40%(INR≥1.5)是特别重要指标。

四、急性肝衰竭的病因

急性肝衰竭发生机制复杂，被认为受到不同的细胞死亡模式平衡的影响，因病因的不同相关。结合2000年至2008年各地区急性肝衰竭综述表明，急性肝衰竭的病因，在美国近50%是对乙酰氨基酚中毒所致。在我国，38.2%～83.6%HBV感染占主导地位。6.8%～36.95%的发病人群为病因不明。5.0%～22.75%由药物引起，其中中草药超过抗结核药；我国以抗结核药和抗甲状腺药合用时病情严重。还可以见到戊型肝炎、自身免疫性肝炎、妊娠急性脂肪肝、甲型病毒性肝炎、毒蕈中毒、巨细胞病毒、EB病毒等病毒感染导致的急性肝衰竭。

1.急性肝衰竭

乙型：乙型肝炎呈世界性流行，但不同地区HBV流行的强度差异很大。据世界卫生组织报告，全球约20亿人曾感染过HBV。2006年我国乙型肝炎流行病学调查表明，全国1～59岁一般人群HBsAg携带率为7.18%，5岁以下儿童的HBsAg携带率仅为0.96%。HBV是血源传播性疾病，主要经血、母婴传播及性接触传播。由于对献血员实施严格的HBsAg筛查，经输血或血液制品引起的HBV感染已经较少发生；经破损的皮肤黏膜传播的，主要是由于使用未经严格消毒的医疗器械、侵入性诊疗操作和手术，不安全注射特别是注射毒品等；其他，如修足、文身、扎耳环、共用剃须刀和牙刷等也可传播。感染HBV后，病毒在6个月内被清除者称为急性HBV感染。感染时的年龄是影响急性或慢性化的最主要因素。在围生（产）期和婴幼儿时期感染HBV者中，很少形成急性感染，分别有90%和25%～30%将发展成慢性感染。其HBV感染的自然史一般可分为3个期，即免疫耐受期、免疫清除期和非活动或低（非）复制期。免疫耐受期的特点是：HBV复制活跃，血清HBsAg和HBeAg阳性，HBV-DNA滴度较高（$>10^5$拷贝/mL），血清丙氨酸氨基转移酶（ALT）水平正常，肝组织学无明显异常。这就是临床上常见的慢性HBV携带。在青少年和成人期感染HBV者中，一般无免疫耐受期，90%～95%为急性乙型肝炎，极少数可以发生急性肝衰竭。

2.药物性肝炎和药物性急性肝衰竭

现已发现60种以上的中草药可以引起肝脏损害。这与中药组方复杂、作用机制不明以及用药不当相关，药物性肝炎和药物性肝衰竭应该高度重视。

五、急性肝衰竭的治疗

目前急性肝衰竭的治疗取得了巨大进步，但内科治疗尚缺乏特效药物和手段。原则上强调针对不同病因采取相应的病因治疗和综合治疗措施，并积极防治各种并发症。有条件者早期进行人工肝治疗，视病情进展情况进行肝移植。

（一）一般支持治疗

卧床休息，减少体力消耗；加强病情监测处理；建议完善监控检查；推荐肠道内营养，包括高碳水化合物、低脂、适量蛋白饮食，提供常规的每千克体质量35～40 kcal总热量。出现肝性脑病患者，需要限制经肠道蛋白摄入。积极纠正低蛋白血症，补充白蛋白或新鲜血浆，并酌情补充血液凝固因子、维生素。注意稳定内环境，强调护理：翻身、拍背、口腔护理、肠道管理。

（二）病因治疗

1.肝衰竭

乙型：目前针对HBV感染所致的患者，对HBV-DNA阳性的肝衰竭患者，不论其检测出的HBV的DNA滴度高低，建议立即使用核苷（酸）类药物抗病毒治疗。使用核苷（酸）类药物适应证是HBV血清学标志物阳性即可。在我国上市的核苷（酸）类药物中，拉米夫定、恩替卡韦、替比夫定、阿德福韦酯等均可有效降低HBV-DNA水平，降低肝衰竭患者的病死率。其中，前三种更加强效快速，而阿德福韦酯则较为慢速。随着替诺福韦的上市，将可增加一种良好选择。甲型、戊型病毒性肝炎引起的急性肝衰竭，目前尚未证明病毒特异性治疗有效。对确定或疑似疱疹病毒或水痘-带状疱疹病毒感染引发的急性肝衰竭患者，可使用阿昔洛韦（5～10 mg/kg，每8 h静滴）治疗，并应考虑进行肝移植。

2.药物性肝损伤所致急性肝衰竭

应停用所有可疑的药物,追溯过去6个月服用的处方药、中草药、非处方药、膳食补充剂的详细信息(包括服用数量和最后一次服用的时间)。尽可能确定药物的成分。N-乙酰半胱氨酸(NAC)对药物性肝损伤所致急性肝衰竭有效。怀疑对乙酰氨基酚(APAP)中毒的急性肝衰竭患者也要应用N-乙酰半胱氨酸。必要时给予人工肝吸附治疗。对于非APAP引起的急性肝衰竭患者,应用NAC亦可改善结局。确诊或疑似毒蕈中毒的急性肝衰竭患者,可考虑应用青霉素G和水飞蓟宾。

(三)人工肝支持系统

人工肝支持是治疗肝衰竭有效的方法之一,其治疗机制是基于肝细胞的强大再生能力,通过一个体外的机械、理化和生物装置,清除各种有害物质,补充必需物质,改善内环境,暂时替代衰竭肝脏的部分功能,为肝细胞再生及肝功能的恢复创造条件,或等待机会进行肝移植。

(四)干细胞治疗或人工肝联合干细胞治疗肝衰竭

干细胞治疗肝衰竭是新的思路与研究方向。有学者应用人工肝和干细胞治疗慢性肝衰竭,取得了一定的疗效,但仍然存在很多问题。干细胞是一类具有自我复制更新和多向分化潜能的细胞,根据干细胞所处的发育阶段可分为胚胎干细胞(embryonic stem cell,ESC)和成体干细胞。由于ESC伦理学问题,限制了其临床应用。目前实验和临床研究中应用最多的是间充质干细胞(mesenchymal stem cell,MSC),MSC是一类具有自我更新、增殖和多向分化能力的多能干细胞,MSC最初是从骨髓中分离得到,后来又从皮肤、胰腺、肝脏、脑、脐带及脂肪等多种组织中分离得到,来源丰富,但是临床应用尚未成熟。

(五)肝移植

肝移植是治疗中、晚期肝衰竭最有效的挽救性治疗手段。当前可用的预后评分系统有终末期肝病模型(MELD)等,对终末期肝病的预测价值较高,但对急性肝衰竭意义有限。各种原因所致的中晚期肝衰竭,经积极内科综合治疗和(或)人工肝治疗疗效欠佳,不能通过上述方法好转或恢复的患者可以准备肝移植。但是,难以控制的感染、难以根治的肿瘤、其他重要脏器功能衰竭是肝移植的禁忌证。对于一般年轻、其他脏器功能良好的急性肝衰竭患者,如条件成熟要积极考虑肝移植。

总之,尽管对急性肝衰竭的认识和治疗已取得了较大进展,因其病死率高,仍需要积极探索和研究。根据患者病情采取内科、外科、人工肝、干细胞多种治疗手段,提高疗效,降低病死率,为患者提供生存的希望。

第二节　重症急性胰腺炎

一、概述

急性胰腺炎是指多种病因导致胰酶在胰腺内被激活后引起胰腺自身消化的炎症反应。临床上以急性腹痛及血、尿淀粉酶的升高为特点，病情轻重不等。按临床表现和病理改变，可分为轻症急性胰腺炎（MAP）和重症急性胰腺炎（SAP）。前者多见，临床上占急性胰腺炎的90%，预后良好；后者病情严重，常并发感染、腹膜炎和休克等，死亡率高。

二、病因和发病机制

1.胆管疾病

胆石、蛔虫或感染致使壶腹部出口处梗阻，使胆汁排出障碍，当胆管内压超过胰管内压时，胆汁、胆红素和溶血磷脂酰胆碱及细菌毒素可逆流入胰管，或通过胆胰间淋巴系统扩散至胰腺，损害胰管黏膜屏障，进而激活胰酶引起胰腺自身消化。

2.十二指肠疾病与十二指肠液反流

一些伴有十二指肠内压增高的疾病，如，肠系膜上动脉压迫、环状胰腺、胃肠吻合术后输入段梗阻、邻近十二指肠乳头的憩室炎等，常有十二指肠内容物反流入胰管，激活胰酶，引起胰腺炎。

3.大量饮酒和暴饮暴食

可增加胆汁和胰液分泌、引起十二指肠乳头水肿和Oddi括约肌痉挛；乙醇还可使胰液形成蛋白“栓子”，使胰液排泄受阻，引发胰腺炎。

4.胰管梗阻

胰管凝结物或蛔虫、狭窄、肿瘤、胰腺分裂症等均可引起胰管阻塞，管内压力增高，胰液渗入间质，导致急性胰腺炎。

5.手术与外伤

腹部手术可能直接损伤胰腺或影响其血供。经内镜逆行性胰胆管造影检查（ERCP）检查时可因重复注射造影剂或注射压力过高，引起急性胰腺炎（3%）。腹部钝挫伤可直接挤压胰腺组织引起胰腺炎。

6.内分泌与代谢障碍

甲状旁腺功能亢进症、甲状旁腺肿瘤、维生素D过量等均可引起高钙血症，产生胰管钙化、凝结物形成，进而刺激胰液分泌和促进胰蛋白酶原激活而引起急性胰腺炎。高脂血症可使胰液内脂质沉着，引起血管的微血栓或损坏微血管壁而伴发胰腺炎。

7.感染腮腺炎

病毒、柯萨奇病毒B、埃可病毒、肝炎病毒感染均可伴急性胰腺炎，特别是急性重型肝炎患者可并发急性胰腺炎。

8.药物

与胰腺炎有关的药物有硫唑嘌呤、肾上腺糖皮质激素、噻嗪类利尿药、四环素、磺胺类、甲硝唑、阿糖胞苷等，使胰液分泌或黏稠度增加。

另外，有5%～25%的急性胰腺炎病因不明，称之为特发性胰腺炎。

急性胰腺炎的发病机制尚未完全阐明。相同的病理生理过程是胰腺消化酶被激活而造成胰腺自身消化。胰腺分泌的消化酶有两种形式：一种是有活性的酶，如淀粉酶、脂肪酶等；另一种是以前体或酶原形式存在的无活性酶，如胰蛋白酶原、糜蛋白酶原、弹性蛋白酶原、磷脂酶A、激肽酶原等。胰液进入十二指肠后被肠酶激活,使胰蛋白酶原转变为胰蛋白酶,胰蛋白酶又引起一连串其他酶原的激活,将磷脂酶原A、弹性蛋白酶原、激肽酶原分别激活为磷脂酶A、弹性蛋白酶、激肽酶。磷脂酶A使磷脂酰胆碱转变为溶血磷脂酰胆碱,破坏胰腺细胞和红细胞膜磷脂层,使胰腺组织坏死与溶血;弹性蛋白酶溶解血管壁弹性纤维而致出血;激肽酶将血中激肽原分解为激肽和缓激肽,从而使血管扩张和通透性增加,引起水肿和休克。脂肪酶分解中性脂肪引起脂肪坏死。激活的胰酶并可通过血行与淋巴途径到达全身,引起全身多脏器(如肺、肾、脑、心、肝)损害和出血坏死性胰腺炎。研究提示,胰腺组织损伤过程中一系列炎性介质(如氧自由基、血小板活化因子、前列腺素、白三烯、补体、肿瘤坏死因子等)起着重要介导作用,促进急性胰腺炎的发生和发展。

三、临床特点

(一)症状

1.腹痛

腹痛为本病最主要表现。95%急性胰腺炎患者以腹痛为首发症状,常在大量饮酒或饱餐后突然发作,程度轻重不一,可以是钝痛、钻顶或刀割样痛,呈持续性,也可阵发性加剧,不能为一般解痉药所缓解。多数位于上腹部、脐区,也可位于左右上腹部,并向腰背部放射。弯腰或起坐前倾位可减轻疼痛。轻症者在3～5天即缓解;重症腹痛剧烈,且持续时间长。由于腹腔渗液扩散,可弥漫呈全腹痛。

2.恶心、呕吐

大多数起病后即伴恶心、呕吐,呕吐常较频繁。呕吐出食物或胆汁,呕吐后腹痛不能缓解。

3.发热

大多数为中等度以上发热。一般持续3～5天,如发热持续不退或逐日升高,则提示为出血坏死性胰腺炎或继发感染。

4.黄疸

黄疸常于起病后1～2天出现,多为胆管凝结物或感染所致,随着炎症消退逐渐消失,如病后5～7天出现黄疸,应考虑并发胰腺假性囊肿压迫胆总管的可能,或由于肝损害而引起肝细胞性黄疸。

5.低血压或休克、

重症常发生低血压或休克,患者烦躁不安、皮肤苍白湿冷、脉搏细弱、血压下降,极少数可突然发生休克,甚至猝死。

(二)体征

轻症急性胰腺炎腹部体征较轻,上腹有中度压痛,无或轻度腹肌紧张和反跳痛,均有腹胀,一般无移动性浊音。

重症急性胰腺炎上腹压痛明显,并有腹肌紧张及反跳痛,出现腹膜炎时则全腹明显压痛、腹肌紧张,重者有板样强直,伴肠麻痹者有明显腹胀、肠鸣音减弱或消失,可叩出移动性浊音。腹水为少量至中等量,常为血性渗液。少数重症患者两侧胁腹部皮肤出现蓝-棕色瘀斑,称为Grey-Turner征;脐周皮肤呈蓝-棕色瘀斑,称为Cullen征,系因血液、胰酶、坏死组织穿过筋膜和肌层进入皮下组织所致。起病2～4周后因假性囊肿或胰及其周围脓肿，于上腹可扪及包块。

（三）并发症

1.局部并发症

（1）胰腺脓肿：一般在起病后2～3周，因胰腺或胰周坏死组织继发细菌感染而形成脓肿。

（2）假性囊肿：多在起病后3～4周形成。由于胰液和坏死组织在胰腺本身或胰周围被包裹而形成囊肿，囊壁无上皮，仅为坏死、肉芽、纤维组织。囊肿常位于胰腺体、尾部，数目不等，大小不一。

2.全身并发症

重症急性胰腺炎常并发不同程度的多脏器功能衰竭（multiple organ failure，MOF）。

（1）急性呼吸衰竭（呼吸窘迫综合征）：呼吸衰竭可在胰腺炎发病48 h即出现。早期表现为呼吸急促，过度换气，可呈呼吸性碱中毒。动脉血氧饱和度下降，即使高流量吸氧，呼吸困难及缺氧也不易改善，乳酸血症逐渐加重。晚期CO_2排出受阻，呈呼吸性及代谢性酸中毒。

（2）急性肾衰竭：少尿、无尿、尿素氮增高，可迅速发展成为急性肾衰竭，多发生于病程的前5天，常伴有高尿酸血症。

（3）心律失常与心功能不全：胰腺坏死可释放心肌抑制因子，抑制心肌收缩，降低血压，导致心力衰竭。心电图可有各种改变，如ST-T改变、传导阻滞、期前收缩、心房颤动或心室颤动等。

（4）脑病：表现为意识障碍、定向力丧失、幻觉、躁动、抽搐等，多在起病后3～5天出现。若有精神症状者，预后差，死亡率高。

（5）其他：如弥散性血管内凝血（disseminated intravascular coagulation，DIC）、糖尿病、败血症及真菌感染、消化道出血、血栓性静脉炎等。

（四）辅助检查

1.白细胞计数

多有白细胞增多及中性粒细胞核左移。

2.淀粉酶测定

淀粉酶升高对诊断急性胰腺炎有价值，但无助于水肿型和出血坏死型胰腺炎的鉴别。

（1）血淀粉酶：在起病后6～12 h开始升高，24 h达高峰，常超过正常值3倍以上，维持48～72 h后逐渐下降。若淀粉酶反复升高，提示复发；若持续升高，提示有并发症可能。需注意：淀粉酶升高程度与病情严重性并不一致。在重症急性胰腺炎患者中，如腺泡破坏过甚，血清淀粉酶可不高，甚或明显下降。某些胰外疾病也可引起淀粉酶升高，如胆囊炎、胆石症、溃疡穿孔、腹部创伤、急性阑尾炎、肾功能不全、急性妇科疾病、肠梗阻或肠系膜血管栓塞等，均可有轻度淀粉酶升高。

（2）尿淀粉酶：尿淀粉酶升高较血淀粉酶稍迟，发病后12～24 h开始升高，下降缓慢，可持续1～2周，急性胰腺炎并发肾衰竭者尿中可测不到淀粉酶。

3.血清脂肪酶测定

急性胰腺炎时，血清脂肪酶的增高较晚于血清淀粉酶，于起病后24～72 h开始升高，持续7～10天，对起病后就诊较晚的急性胰腺炎患者有诊断价值，而且特异性也较高。

4.血钙测定

急性胰腺炎时常发生低钙血症。低血钙程度和临床病情严重程度相平行。若血钙低于1.75 mmol/L,仅见于重症胰腺炎患者,为预后不良征兆。

5.其他生化检查

急性胰腺炎时,常见暂时性血糖升高,与胰岛素释放减少和胰高糖素释放增加有关。持久性的血糖升高(>10 mmol/L)反映胰腺坏死。部分患者可出现高甘油三酯血症、高胆红素血症。胸腔积液或腹水中淀粉酶可明显升高。如出现低氧血症、低蛋白血症、血尿素氮升高等,均提示预后不良。

6.影像学检查

超声与CT显像对急性胰腺炎及其局部并发症有重要的诊断价值。急性胰腺炎时,超声与CT检查可见胰腺弥漫性增大,其轮廓及其与周围边界模糊不清,胰腺实质不均,坏死区呈低回声或低密度图像,并清晰显示胰内、外组织坏死的范围与扩展方向,对并发腹膜炎、胰腺囊肿或脓肿诊断也有帮助。肾衰竭或因过敏而不能接受造影剂者可行磁共振检查。

胸部X线片可显示与胰腺炎有关的肺部表现,如胸腔积液、肺不张、急性肺水肿等。腹部平片可发现肠麻痹或麻痹性肠梗阻征象。

四、诊断和鉴别诊断

急性上腹痛,血、尿淀粉酶显著升高时,应想到急性胰腺炎的可能,但重症胰腺炎淀粉酶可能正常,故诊断必须结合临床表现、必要的实验室检查和影像检查结果,并排除其他急腹症者方能确立诊断。具有以下临床表现者有助于重症胰腺炎的诊断,①症状:烦躁不安、四肢厥冷、皮肤呈斑点状等休克征象。②腹肌强直,腹膜刺激征阳性,Grey-Turner征或Cullen征出现。③实验室检查:血钙降至2 mmol/L以下,空腹血糖>11.2 mmol/L(无糖尿病史),血尿淀粉酶突然下降。④腹腔穿刺有高淀粉酶活性的腹水。

前已述及,胰腺外疾病也可出现淀粉酶升高,许多胸腹部疾病也会出现腹痛,故在诊断急性胰腺炎时,应结合病史、体征、心电图、有关的实验室检查和影像学检查加以鉴别。

五、急诊处理

(一)一般处理

1.监护

严密观察体温、脉搏、呼吸、血压与尿量。密切观察腹部体征变化,不定期检测血、尿淀粉酶和电解质(K^+、Na^+、Cl^-、Ca^{2+})、血气分析、肾功能等。

2.维持

维持血容量及水、电解质平衡因呕吐、禁食、胃肠减压而丢失大量水分和电解质,需给予补充。尤其是重症急性胰腺炎,胰周大量渗出,有效血容量下降将导致低血容量性休克。每天补充3 000~4 000 mL液体,包括晶体溶液和胶体溶液,如输新鲜血、血浆或白蛋白,注意电解质与酸碱平衡,尤其要注意低钾和酸中毒。

3.营养支持

对重症胰腺炎尤为重要。早期给予全胃肠外营养,如无肠梗阻,应尽早进行空肠插管,过渡到肠内营养,可增强肠道黏膜屏障,防止肠内细菌移位。

4.止痛

可用哌替啶 50～100 mg 肌内注射,必要时可 6～8 h 重复注射。禁用吗啡,因吗啡对 Oddi 括约肌有收缩作用。

(二)抑制或减少胰液分泌

(1)禁食和胃肠减压以减少胃酸和胰液的分泌,减轻呕吐与腹胀。

(2)抗胆碱能药物,如阿托品 0.5 mg,每 6 h 肌内注射 1 次,能抑制胰液分泌,并改善胰腺微循环,有肠麻痹者不宜使用。

(3)制酸药如 H_2受体拮抗药法莫替丁静脉滴注,或质子泵抑制剂奥美拉唑 20～40 mg 静脉注射,可以减少胃酸分泌以间接减少胰液分泌。

(4)生长抑素及其类似物奥曲肽可抑制缩胆囊素、促胰液素和促胃液素释放,减少胰酶分泌,并抑制胰酶和磷脂酶活性。

(三)抑制胰酶活性

可抑制胰酶分泌及已释放的胰酶活性,适用于重症胰腺炎早期治疗。

1.抑肽酶

(1)抑制胰蛋白酶。

(2)抑制纤溶酶和纤溶酶原的激活因子,从而阻止纤溶酶原的活化,可以防治纤维蛋白溶解引起的出血。

2.加贝酯

是一种合成胰酶抑制药,具有强力抑制胰蛋白酶、激肽酶、纤溶酶、血液凝固酶等活性作用,从而阻止胰酶对胰腺的自身消化作用。

(四)抗生素

因胆管感染、急性胰腺炎继发感染及肠道细菌移位,故可给予广谱抗生素。

(五)并发症的处理

急性呼吸窘迫综合征除用地塞米松、利尿药外,还应做气管切开,并使用呼吸终末正压人工呼吸器;有高血糖或糖尿病时,使用胰岛素治疗;有急性肾衰竭者采用透析治疗。

(六)内镜下 Oddi 括约肌切开术(endoscopic sphincterotomy,EST)

适用于胆源性胰腺炎合并胆管梗阻或胆管感染者,行 Oddi 括约肌切开术和(或)放置鼻胆管引流。

(七)手术治疗

手术适应证如下。

(1)急性胰腺炎诊断尚未肯定,而又不能排除内脏穿孔、肠梗阻等急腹症时,应进行剖腹探查。

(2)合并腹膜炎经抗生素治疗无好转者。

(3)胆源性胰腺炎处于急性状态,需外科手术解除梗阻。

(4)并发胰腺脓肿、感染性假性囊肿或结肠坏死,应及时手术。

第三节　急性消化道大出血

一、概论

上消化道出血是指屈氏韧带(十二指肠悬韧带)以上的消化道,包括食管、胃、十二指肠、胆管及胰管的出血,胃空肠吻合术后的空肠上段出血也包括在内。大量出血是指短时间内出血量超过 1 000 mL 或达血容量 20%的出血。上消化道出血为临床常见急症,以呕血、黑便为主要症状,常伴有血容量不足的临床表现。

(一)病因

上消化道疾病和全身性疾病均可引起上消化道出血,临床上最常见的病因是消化性溃疡、食管胃底静脉曲张破裂、急性胃黏膜损害及胃癌。除此之外,糜烂性食管炎、食管贲门黏膜撕裂综合征引起的出血也不少见。

(二)诊断

1.临床表现特点

(1)呕血与黑便:是上消化道出血的直接证据。幽门以上出血且出血量大者常表现为呕血。呕出鲜红色血液或血块者表明出血量大、速度快,血液在胃内停留时间短。若出血速度较慢,血液在胃内经胃酸作用后变性,则呕吐物呈咖啡色。幽门以下出血表现为黑便,但如出血量大而迅速,幽门以下出血也可以反流到胃腔而引起恶心、呕吐,表现为呕血。黑便的颜色取决于出血的速度与肠道蠕动的快慢。粪便在肠道内停留的时间短,可排出暗红色的粪便。反之,空肠、回肠,甚至右半结肠出血,如在肠道中停留时间长,也可表现为黑便。

(2)失血性周围循环衰竭:急性周围循环衰竭是急性失血的后果,其程度的轻重与出血量及速度有关。少量出血可因机体的代偿机制而不出现临床症状。中等量以上出血常表现为头晕、心悸、口渴、冷汗、烦躁及昏厥。体检可发现面色苍白、皮肤湿冷、心率加快、血压下降。大量出血者可在黑便排出前出现晕厥与休克,应与其他原因引起的休克鉴别。老年人大量出血可引起心、脑方面的并发症,应引起重视。

(3)氮质血症:上消化道出血后常出现血中尿素氮浓度升高,24～28 h 达高峰,一般不超过 14.3 mmol/L(40 mg/dL),3～4 天降至正常。若出血前肾功能正常,出血后尿素氮浓度持续升高或下降后又再升高,应警惕继续出血或止血后再出血的可能。

(4)发热:上消化道出血后,多数患者在 24 h 内出现低热,但一般不超过 38℃,持续 3～5 天降至正常。引起发热的原因尚不清楚,可能与出血后循环血容量减少,周围循环障碍,导致体温调节中枢的功能紊乱,再加上贫血的影响等因素有关。

2.实验室及其他辅助检查特点

(1)血常规:红细胞及血红蛋白在急性出血后 3～4 h 开始下降,血细胞比容也下降。白细胞稍有反应性升高。

(2)隐血试验:呕吐物或黑便隐血反应呈强阳性。

(3)血尿素氮:出血后数小时内开始升高,24～28 h 内达高峰,3～4 天降至正常。

3.诊断与鉴别诊断

根据呕血、黑便和血容量不足的临床表现,以及呕吐物、黑便隐血反应呈强阳性,红细胞计数和血红蛋白浓度下降的实验室证据,可作出消化道出血的诊断。下面几点在临床工作中值得注意。

(1)上消化道出血的早期识别:呕血及黑便是上消化道出血的特征性表现,但应注意部分患者在呕血及黑便前即出现急性周围循环衰竭的征象,应与其他原因引起的休克或内出血鉴别。及时进行直肠指检可较早发现尚未排出体外的血液,有助于早期诊断。

呕血和黑便应和鼻出血、拔牙或扁桃体切除术后吞下血液鉴别,通过询问发病过程与手术史不难加以排除。进食动物血液、口服铁剂、铋剂及某些中药,也可引起黑色粪便,但均无血容量不足的表现与红细胞、血红蛋白降低的证据,可以借此加以区别。呕血有时尚需与咯血鉴别,支持咯血的要点是:①患者有肺结核、支气管扩张、肺癌、二尖瓣狭窄等病史;②出血方式为咯出,咯出物呈鲜红色,有气泡与痰液,呈碱性;③咯血前有咳嗽、喉痒、胸闷、气促等呼吸道症状;④咯血后通常不伴黑便,但仍有血丝痰;⑤胸部 X 线片通常可发现肺部病灶。

(2)出血严重程度的估计:由于出血大部分积存于胃肠道,单凭呕出或排出量估计实际出血量是不准确的。根据临床实践经验,下列指标有助于估计出血量。出血量每天超过 5 mL 时,粪便隐血试验则可呈阳性;当出血量超过 60 mL,可表现为黑便;呕血则表示出血量较大或出血速度快。若出血量在 500 mL 以内,由于周围血管及内脏血管的代偿性收缩,可使重要器官获得足够的血液供应,因而症状轻微或者不引起症状。若出血量超过 500 mL,可出现全身症状,如头晕、心悸、乏力、出冷汗等。若短时间内出血量＞1 000 mL,或达全身血容量的 20％时,可出现循环衰竭表现,如四肢厥冷、少尿、晕厥等,此时收缩压可＜12.0 kPa(90 mmHg)或较基础血压下降 25％,心率＞120 次/分,血红蛋白＜70 g/L。事实上,当患者体位改变时出现血压下降及心率加快,说明患者血容量明显不足、出血量较大。因此,仔细测量患者卧位与直立位的血压与心率,对估计出血量很有帮助。另外,应注意不同年龄与体质的患者对出血后血容量不足的代偿功能相差很大,因而相同出血量在不同患者引起的症状也有很大差别。

(3)出血是否停止的判断:上消化道出血经过恰当的治疗,可于短时间内停止出血。但由于肠道内积血需经数日(3 天)才能排尽,因此不能以黑便作为判断继续出血的指征。临床上出现以下情况应考虑继续出血的可能:①反复呕血,或黑便次数增多,粪质转为稀烂或暗红;②周围循环衰竭经积极补液输血后未见明显改善;③红细胞计数、血红蛋白测定与血细胞比容继续下降,网织红细胞持续增高;④在补液与尿量足够的情况下,血尿素氮持续或再次增高。

一般来讲,一次出血后 48 h 以上未再出血,再出血的可能性较小。而过去有多次出血史,本次出血量大或伴呕血,24 h 内反复大出血,出血原因为食管胃底静脉曲张破裂、有原发性高血压史或有明显动脉硬化者,再出血的可能性较大。

(4)出血的病因诊断:过去病史、症状与体征可为出血的病因诊断提供重要线索,但确诊出血原因与部位需靠器械检查。①内镜检查:是诊断上消化道出血最常用与准确的方法。出血后 24～48 h 内的紧急内镜检查价值更大,可发现十二指肠降部以上的出血灶,尤其对急性胃黏膜损害的诊断更具意义，因为该类损害可在几日内愈合而不留下痕迹。有报道，紧急内镜检查可发现 90%的出血原因。在紧急内镜检查前需先补充血容量，纠正休克。一般认为，患者收缩压>12.0 kPa(90 mmHg)、心率<110 次/分、血红蛋白浓度≥70 g/L 时，进行内镜检查较为安全。若有活动性出血，内镜检查前应先插鼻胃管，抽吸胃内积血，并用生理盐水灌洗至抽吸物清亮，然后拔管行胃镜检查，以免积血影响观察。②X 线钡餐检查：上消化道出血患者何时行钡餐检查较合适，各家有争论。早期活动性出血期间胃内积血或血块影响观察，且患者处于危急状态，需要进行输血、补液等抢救措施而难以配合检查。早期行 X 线钡餐检查还有引起再出血之虞，因此目前主张 X 线钡餐检查最好的出血停止和病情稳定数日后进行。③选择性腹腔动脉造影：若上述检查未能发现出血部位与原因，可行选择性肠系膜上动脉造影。若有活动性出血，且出血速度>0.5 mL/min 时，可发现出血病灶，可同时行栓塞治疗而达到止血的目的。④胶囊内镜：用于常规胃、肠镜检查无法找到出血灶的原因未明消化道出血患者，是近年来主要用于小肠疾病检查的新技术。国内外已有较多胶囊内镜用于不明原因消化道出血检查的报道，病灶检出率在 50%～75%，显性出血者病变检出率高于隐性出血者。胶囊内镜检查的优点是无创、患者容易接受，可提示活动性出血的部位。缺点是胶囊内镜不能操控，对病灶的暴露有时不理想，也不能取病理活检。⑤小肠镜：推进式小肠镜可窥见十二指肠悬韧带远端约 100 cm 的空肠，对不明原因消化道出血的病因诊断率可达 40%～65%。该检查需用专用外套管，患者较痛苦，有一定的并发症发生率。近年应用于临床的双气囊小肠镜可检查全小肠，大大提高了不明原因消化道出血的病因诊断率。据国内外报道，双气囊全小肠镜对不明原因消化道出血的病因诊断率在 60%～77%。双气囊全小肠镜的优势在于能够对可疑病灶进行仔细观察、取活检，且可进行内镜下止血治疗，如氩离子凝固术、注射止血术或息肉切除术等。对原因未明的消化道出血患者有条件的医院应尽早行全小肠镜检查。⑥放射性核素 ^{99m}Tc：标记红细胞扫描注射 ^{99m}Tc 标记红细胞后，连续扫描 10～60 min，如发现腹腔内异常放射性浓聚区则视为阳性，可依据放射性浓聚区所在部位及其在胃肠道的移动来判断消化道出血的可能部位，适用于怀疑小肠出血的患者，也可作为选择性腹腔动脉造影的初筛方法，为选择性动脉造影提供依据。

（三）治疗

上消化道出血病情急，变化快，严重时可危及患者生命，应采取积极措施进行抢救。这里叙述各种病因引起的上消化道出血的治疗的共同原则，其不同点在随后各节中分别叙述。

1.抗休克

上消化道出血的初步诊断一经确立，则抗休克、迅速补充血容量应放在一切医疗措施的首位，不应忙于进行各种检查，可选用生理盐水、林格液、右旋糖酐或其他血浆代用品。出血量较大者，特别是出现循环衰竭者，应尽快输入足量同型浓缩红细胞或全血。出现下列情况时有紧急输血指征：①患者改变体位时出现晕厥；②收缩压<12.0 kPa(90 mmHg)；③血红蛋白浓度<70 g/L。对于肝硬化食管胃底静脉曲张破裂出血者应尽量输入新鲜血，且输血量适中，以免门静脉压力增高导致再出血。

2.迅速提高胃内酸碱度(pH)

当胃内 pH 提高至 5 时，胃内胃蛋白酶原的激活明显减少，活性降低。而 pH 升高至 7 时，则胃内的消化酶活性基本消失，对出血部位血液凝固块的消化作用消失，起到协助止血的作用。

自身消化作用的减弱或消失，对溃疡或破损部位的修复也起促进作用，有利于出血病灶的愈合。

3.止血

根据不同的病因与具体情况，选用最有效的止血措施。

4.监护

严密监测病情变化，患者应卧床休息，保持安静，保持呼吸道通畅，避免呕血时血阻塞呼吸道而引起窒息。严密监测患者的生命体征，如血压、脉搏、呼吸、尿量及神志变化。观察呕血及黑便情况，定期复查红细胞数、血红蛋白浓度、血细胞比容，必要时行中心静脉压测定。对老年患者根据具体情况进行心电监护。留置鼻胃管可根据抽吸物颜色监测胃内出血情况，也可通过胃管注入局部止血药物，有助于止血。

二、消化性溃疡出血

胃及十二指肠溃疡出血占全部上消化道出血的50%左右。

(一)诊断

(1)根据本病的慢性过程、周期性发作及节律性上腹痛，一般可做出初步诊断。出血前上腹部疼痛常加重，出血后可减轻或缓解。应注意15%患者可无上腹痛病史，而以上消化道出血为首发症状，也有部分患者虽有上腹部疼痛症状，但规律性并不明显。

(2)胃镜检查常可发现溃疡灶。对无明显病史、诊断疑难或有助于治疗时，应争取行紧急胃镜检查。若有胃镜检查禁忌证或无条件行胃镜检查，可于出血停止后数日行X线钡餐检查。

(二)治疗

治疗原则与上述相同。一般情况下，少量出血经适当内科治疗后可于短期内止血，大量出血则应引起高度重视，宜采取综合治疗措施。

1.饮食

目前不主张过分严格的禁食。若患者无呕血或明显活动性出血的征象，可予流质饮食，并逐渐过渡到半流质饮食。但若患者有频繁呕血或解稀烂黑便，甚至暗红色血便，则主张暂时禁食，直至活动性出血停止才予以进食。

2.提高胃内pH的措施

主要措施是静脉内使用抑制胃酸分泌的药物。静脉使用质子泵抑制剂，如奥美拉唑首剂80 mg，然后每12 h 40 mg维持。国外有报道首剂注射80 mg后以每小时8 mg的速度持续静脉滴注，认为可稳定提高胃内pH，提高止血效果。当活动性出血停止后，可改口服治疗。

3.内镜下止血

是溃疡出血止血的首选方法，疗效肯定。常用方法包括注射疗法，在出血部位附近注射1∶10 000肾上腺素溶液，热凝固方法(电极、热探头、氩离子凝固术等)。目前主张首选热凝固疗法或联合治疗，即注射疗法加热凝固方法，或止血类加注射疗法，可根据条件及医生经验选用。

4.手术治疗

经积极内科治疗仍有活动性出血者，应及时邀请外科医生会诊。手术治疗仍是消化性溃疡出血治疗的有效手段，其指征为：①严重出血经内科积极治疗仍不止血，血压难以维持正常，或血压虽已正常，但又再次大出血的；②以往曾有多次严重出血，间隔时间较短后又再次出血的；③合并幽门梗阻、穿孔，或疑有癌患者。

三、食管胃底静脉曲张破裂出血

为上消化道出血常见病因，出血量往往较大，病情凶险，病死率较高。

（一）诊断

(1)起病急，出血量往往较大，常有呕血。

(2)有慢性肝病史。若发现黄疸、蜘蛛痣、肝掌、腹壁静脉曲张、脾大、腹水等有助于诊断。

(3)实验室检查可发现肝功能异常，特别是白/球蛋白比例倒置、凝血因子（Ⅱ因子）时间延长、血清胆红素增高。血常规检查有红细胞、白细胞及血小板减少等脾功能亢进表现。

(4)胃镜检查或食管吞钡检查发现食管静脉曲张。值得注意的是，有不少的肝硬化消化道出血原因不是食管胃底静脉曲张破裂出血所致，而是急性胃黏膜糜烂或消化性溃疡。急诊胃镜检查对出血原因部位的诊断具有重要意义。

（二）治疗

除按前述紧急治疗、输液及输血抗休克、使用抑制胃酸分泌药物外，下列方法可根据具体情况选用。

1.药物治疗

药物治疗是各种止血治疗措施的基础，在建立静脉通路后即可使用，为后续的各种治疗措施创造条件。

(1)生长抑素及其类似品：这类药物可降低门静脉压力。国内外临床试验表明，该类药物对控制食管胃底曲张静脉出血有效，止血有效率在70%～90%，与气囊压迫相似，目前供应临床使用的有14肽生长抑素，用法是首剂250 μg静脉注射，继而3 mg加入5%葡萄糖液500 mL中，250 μg/h连续静脉滴注，连用3～5天。因该药半减期短，若输液中断超过3 min，需追加250 μg静脉注射，以维持有效的血药浓度。奥曲肽是一种合成的8肽生长抑素类似物，具有与14肽相似的生物学活性，半衰期较长。其用法是奥曲肽首剂100 μg静脉注射，继而600 μg，加入5%葡萄糖液500 mL中，以25～50 μg/h速度静脉滴注，连用3～5天。生长抑素治疗食管静脉曲张破裂出血止血率与气囊压迫相似，其最大的优点是无明显的不良反应。在硬化治疗前使用有利于减少活动性出血，使视野清晰，便于治疗。硬化治疗后再静脉滴注一段时间可减少再出血的机会。

(2)血管升压素：作用机制是通过对内脏血管的收缩作用，减少门静脉血流量，降低门静脉及其侧支的压力，从而控制食管、胃底静脉曲张破裂出血。目前推荐的疗法是0.2 U/min，持续静脉滴注，观察治疗反应，可逐渐增加剂量，至0.4 U/min。如出血得到控制，应继续用药8～12 h，然后停药。如果治疗4～6 h后仍不能控制出血，或出血一度中止而后又复发，应及时改用其他疗法。由于血管升压素具有收缩全身血管的作用，其不良反应包括血压升高、心动过缓、心律失常、心绞痛、心肌梗死、缺血性腹痛等。

目前主张在使用血管升压素同时使用硝酸甘油，以减少前者引起的全身不良反应，取得良好效果，尤以有冠心病、原发性高血压史者效果更好。具体用法是在应用血管升压素后，舌下含服硝酸甘油 0.6 mg，每 30 min 1 次。也有主张使用硝酸甘油 40～400 μg/min 静脉滴注，根据患者血压调整剂量。

2.内镜治疗

(1)硬化栓塞疗法(esophageal varice sclemtherapy，EVS)：在有条件的医疗单位，EVS 为当今控制食管静脉曲张破裂出血的首选疗法。多数报道，EVS 紧急止血成功率超过 90%，EVS 治疗组出血致死率较其他疗法明显降低。

适应证：一般来说，不论什么原因引起的食管静脉曲张破裂出血，均可考虑行 EVS，下列情况下更是 EVS 的指征：重度肝功能不全、储备功能低下，如 Child-Pugh C 级、低血浆蛋白质、血清胆红素升高的患者；合并有心、肺、脑、肾等重要器官疾病而不宜手术者；含有预后不良或无法切除的恶性肿瘤者，尤以肝癌为常见；已行手术治疗而再度出血，不可再次手术治疗，而常规治疗无效者；经保守治疗(包括三腔双囊管压迫)无效者。

禁忌证：有效血容量不足，血循环状态尚不稳定者；正在不断大量呕血者，因为行 EVS 可造成呼吸道误吸，加上视野不清也无法进行治疗操作；已濒临呼吸衰竭者，由于插管可加重呼吸困难，甚至呼吸停止；肝性脑病或其他原因，意识不清无法合作者；严重心律失常或近期发生心肌梗死者；出血倾向严重，虽然内科纠正治疗，但仍远未接近正常者；长期用三腔双囊管压迫，可能造成较广泛的溃疡及坏死者，EVS 疗效常不满意。

硬化剂的选择：常用的硬化剂有下列几种。

乙氧硬化醇(AS)：主要成分为表面麻醉剂聚多卡醇(polidocanol)与乙醇；AS 的特点是对组织损伤作用小，有较强的致组织纤维作用，黏度低，可用较细的注射针注入，是一种比较安全的硬化剂；AS 可用于血管旁与血管内注射，血管旁每点 2～3 mL，每条静脉内 4～5 mL，每次总量不超过 30 mL。

乙醇胺油酸酯(EO)：以血管内注射为主，因可引起较明显的组织损害，每条静脉内不超过 5 mL，血管旁每点不超过 3 mL，每次总量不超过 20 mL。

十四羟基硫酸钠(TSS)：据报道硬化作用较强，止血效果好，用于血管内注射。

纯乙醇：以血管内注射为主，每条静脉不超过 1 mL，血管外每点不超过 0.6 mL。

鱼肝油酸钠：以血管内注射为主，每条静脉 2～5 mL，总量不超过 20 mL。

术前准备：补充血容量，纠正休克；配血备用；带静脉补液进入操作室；注射针充分消毒，检查内镜、注射针、吸引器功能良好；最好使用药物先控制出血，使视野清晰，便于选择注射点。

操作方法：按常规插入胃镜，观察曲张静脉情况，确定注射部位。在齿状线上 2～3 cm 穿刺出血征象和出血最明显的血管，注入适量(根据不同硬化剂决定注射量)硬化剂。每次可同时注射 1～3 条血管，但应在不同平面注射(相隔 3 cm)，以免引起术后吞咽困难。也有人同时在出血静脉或曲张最明显的静脉旁注射硬化剂，以达到直接压迫作用，继而化学性炎症、血管旁纤维结缔组织增生，使曲张静脉硬化。每次静脉注射完毕后退出注射针，用附在镜身弯曲部的止血气囊或直接用镜头压迫穿刺点 1 min，以达到止血的目的。若有渗血，可局部喷洒血液凝固酶或 25%孟氏液，仔细观察无活动性出血后出镜。

术后治疗：术后应继续卧床休息，密切注意出血情况，监测血压等生命指征，禁食 24 h，补液，酌情使用抗生素，根据病情继续使用降低门静脉压力的药物(后述)。首次治疗止血成功后，应在1～2周后进行重复治疗，直至曲张静脉完全消失或只留白色硬索状血管，多数患者施行3～5次治疗后可达到此目的。

并发症：较常见的并发症有出血。在穿刺部位出现渗血或喷血，可在出血处再补注1～2针，可达到止血作用；胸痛、胸腔积液和发热；可能与硬化剂引起曲张静脉周围炎症、管溃疡、纵隔炎、胸膜炎的发生有关；食管溃疡和狭窄；胃溃疡及出血性胃炎：可能与EVS后胃血流瘀滞加重、应激、从穿刺点溢出的硬化剂对胃黏膜的直接损害有关。

(2)食管静脉曲张套扎术(EVL)：适应证、禁忌证与EVS大致相同。其操作要点是在内镜直视下把曲张静脉用负压吸引入附加在内镜前端特制的内套管中，然后通过牵拉引线，使内套管沿外套管回缩，把原放置在内套管上的特制橡皮圈套入已被吸入内套管内的静脉上，阻断曲张静脉的血流，起到与硬化剂栓塞相同的效果。每次可套扎5～10个部位。和EVS相比，两者止血率相近，可达90%左右，其优点是EVL不引起注射部位出血和系统并发症，值得进一步推广。

3.三腔双囊管

三腔双囊管压迫是传统的有效止血方法，其止血成功率在44%～90%，由于存在一定的并发症，目前大医院已较少使用。主要用于药物效果不佳，暂时无法进行内镜治疗者，也适用于基层单位不具备内镜治疗的技术或条件者。

(1)插管前准备：①向患者说明插管的必要性与重要性，取得其合作；②仔细检查三腔管各通道是否通畅，气囊充气后做水下检查有无漏气，同时测量气囊充气量，一般胃囊注气200～300 mL[用血压计测定内压，以5.3～6.7 kPa(40～50 mmHg)为宜]，食管囊注气150～200 mL[压力以4.0～5.3 kPa(30～40 mmHg)为宜]，同时要求注气后气囊膨胀均匀，大小、张力适中，并做好各管刻度标记；③插管时若患者能忍受，最好不用咽部麻醉剂，以保存喉头反射，防止吸入性肺炎。

(2)正确的气囊压迫：插管前先测知胃囊上端至管前端的距离，然后将气囊完全抽空，气囊与导管均外涂液状石蜡，通过鼻孔或口腔缓缓插入。当至50～60 cm刻度时，套上50 mL注射器从胃管作回抽。如抽出血性液体，表示已到达胃腔，并有活动性出血。先将胃内积血抽空，用生理盐水冲洗。然后用注射器注气，将胃气囊充气200～300 mL，再将管轻轻提拉，直到感到管子有弹性阻力时，表示胃气囊已压于胃底贲门部，此时可用宽胶布将管子固定于上唇一侧，并用滑车加质量500 g(如500 mL生理盐水瓶加水250 mL)牵引止血。定时抽吸胃管，若不再抽出血性液体，说明压迫有效，此时可继续观察，不用再向食管囊注气，否则应向食管囊充气150～200 mL，使压力维持在4.0～5.3 kPa(30～40 mmHg)，压迫出血的食管曲张静脉。

(3)气囊压迫时间：第一个24 h可持续压迫，定时监测气囊压力，及时补充气体。每1～2 h从胃管抽吸胃内容物，观察出血情况，并可同时监测胃内pH。压迫24 h后每间隔6 h放气1次，放气前宜让患者吞入液状石蜡15 mL，润滑食管黏膜，以防止囊壁与黏膜黏附。先解除牵拉的重力，抽出食管囊气体，再放胃囊气体，也有人主张可不放胃囊气体，只需把三腔管向胃腔内推入少许则可解除胃底黏膜压迫。每次放气观察15～30 min后再注气压迫。间歇放气的目的在于改善局部血循环，避免发生黏膜坏死糜烂。出血停止24 h后可完全放气，但仍将三腔管保留于胃内，再观察24 h，如仍无再出血方可拔出。一般三腔双囊管放置时间以不超过72 h为宜，也有报告长达 7 天而未见黏膜糜烂者。

(4)拔管前后注意事项：拔管前先给患者服用液状石蜡 15～30 mL，然后抽空 2 个气囊中的气体，慢慢拔出三腔双囊管。拔管后仍需禁食 1 天，然后给予温流质饮食，视具体情况再逐渐过渡到半流质和软食。

三腔双囊管如使用不当，可出现以下并发症：①曲张静脉糜烂破裂；②气囊脱出阻塞呼吸道引起窒息；③胃气囊进入食管导致食管破裂；④食管和(或)胃底黏膜因受压发生糜烂；⑤呕吐反流引起吸入性肺炎；⑥气囊漏气使止血失败，若不注意观察可继续出血引起休克。

4.经皮经颈静脉肝穿刺

肝内门体分流术(TIPS)是影像学 X 线监视下的介入治疗技术。通过颈静脉插管到达肝静脉，用特制穿刺针穿过肝实质，进入门静脉。放置导线后反复扩张，最后在这个人工隧道内置入 1 个可扩张的金属支架，建立人工瘘管，实施门体分流，降低门静脉压力，达到治疗食管胃底曲张静脉破裂出血的目的。TIPS 要求有相当的设备与技术，费用昂贵，推广普及尚有困难。

5.手术治疗

大出血时有效循环血量骤降，肝供血量减少，可导致肝功能进一步的恶化，患者对手术的耐受性低，急症分流术死亡率达 15%～30%，断流术死亡率达 7.7%～43.3%。因此，在大出血期间应尽量采用各种非手术治疗，若不能止血才考虑行外科手术治疗。急症手术原则上采取并发症少、止血效果确切及简易的方法，如食管胃底曲张静脉缝扎术、门奇静脉断流术等。待出血控制后再行择期手术，如远端脾肾静脉分流术等，以解决门静脉高压问题，预防再出血。

四、其他原因引起的上消化道出血

(一)急性胃黏膜损害

本病是以一组胃黏膜糜烂或急性溃疡为特征的急性胃黏膜表浅性损害，常引起急性出血，主要包括急性出血性糜烂性胃炎和应激性溃疡，是上消化道出血的常见病因。

1.病因

(1)服用非甾体消炎药(阿司匹林、吲哚美辛等)。

(2)大量酗烈性酒。

(3)应激状态(大面积烧伤、严重创伤、脑血管意外、休克、败血症、心肺功能不全等)。

2.诊断

(1)具备上述病因之一者。

(2)出血后 24～48 h 内急诊胃镜检查发现胃黏膜(以胃体为主)多发性糜烂或急性浅表小溃疡，有时可见活动性出血。

3.以内科治疗为主

治疗本病以内科治疗为主。一般急救措施及补充血容量、抗休克与前述相同。本病的治疗要点是：

(1)迅速提高胃内 pH，以减少 H^+ 反弥散，降低胃蛋白酶活力，防止胃黏膜自身消化，帮助血液凝固。可选用质子泵抑制剂如奥美拉唑或潘妥拉唑。

(2)内镜下直视止血：包括出血部位的注射疗法、电凝止血或局部喷洒止血药(血液凝固酶或去甲肾上腺素溶液等)。

(3)手术治疗:应慎重考虑,因本病病变范围广泛,加上手术本身也是一种应激。对经内科积极治疗无效、出血量大者可考虑手术治疗。

(二)胃癌出血

胃癌一般为持续小量出血,急性大量出血者占20%～25%,对中年以上男性患者,近期内出现上腹部疼痛或原有疼痛规律消失,食欲下降,消瘦,贫血程度与出血量不符者,应警惕胃癌出血的可能。内镜、活检或X线钡餐检查可明确诊断。治疗方法是补充血容量后及早手术治疗。

(三)食管贲门黏膜撕裂综合征

由于剧烈干呕、呕吐或可致腹腔内压力骤增的其他原因,造成食管贲门部黏膜及黏膜下层撕裂并出血,为上消化道出血的常见病因之一,约占上消化道出血病因的10%,部分患者可致严重出血。急诊内镜检查是确诊的最重要方法,镜下可见纵向撕裂,长3～20 mm,宽2～3 mm,大多为单个裂伤,以右侧壁最多,左侧壁次之,可见到病灶渗血或有血痂附着。

治疗上除按一般上消化道出血原则治疗外,可在内镜下使用钛夹、电凝、注射疗法等。使用抑制胃酸分泌药物可减少胃酸反流,促进止血与损伤组织的修复。

(四)胆管出血

本病是指胆管或流入胆管的出血,可分为肝内型和肝外型出血。肝内型出血多为肝外伤、肝脏活检、经皮经肝胆管穿刺引流(PTC)、感染和中毒后肝坏死、血管瘤、恶性肿瘤、肝动脉栓塞等病因所致。肝外型出血多为胆凝结物、胆管蛔虫、胆管感染、胆管肿瘤、经内镜胆管逆行造影下十二指肠乳头括约肌切开术后、T管引流等引起。

1.诊断

(1)有上述致病因素存在,临床上出现三大症状:消化道出血、胆绞痛及黄疸。

(2)经内镜检查未发现食管和胃内的出血病变,而十二指肠乳头部有血液或血块排出,即可确认胆管出血。必要时可行经内镜逆行胰胆管造影(ERCP)、PTC、选择性动脉造影、腹部探查中的胆管造影、术中胆管镜直视检查等,均有助于确诊。

2.治疗

首先要查明原发疾病,只有原发病查明后才能制定正确的治疗方案。轻度的胆管出血,一般可用保守疗法止血,急性胆管大出血则应及时手术治疗。除按上述一般紧急治疗、输液及输血、止血药物使用外,以下措施应着重进行。

(1)病因治疗

①控制感染:由于肝内或胆管内化脓性感染所引起的出血,控制感染至关重要,可选用肝胆管系统内浓度较高的抗生素,如头孢菌素类、喹诺酮类等抗生素静脉滴注,可联合两种以上抗生素。

②驱蛔治疗:由胆管蛔虫引起者,主要措施是驱蛔、防治感染、解痉镇痛。在内镜直视下钳取嵌顿在壶腹内的蛔虫是一种有效措施。

(2)手术治疗:有下列情况可考虑手术治疗,①持续胆管大出血,经各种治疗仍血压不稳,休克未能有效控制者;②反复的胆管出血,经内科积极治疗无效者;③肝内或肝外有需要外科手术治疗的病变存在者。

第四节 大 咯 血

声门以下呼吸道或肺组织出血，经口腔咯出者称为咯血。咯血量的多少视病因和病变性质而不同，但与病变的严重程度并不完全一致。一般认为，24 h 内咯血量＞500 mL 或一次咯血量＞100 mL 者为大咯血。需要强调的是，对咯血患者病情严重程度的判断，不要过分拘泥于咯血量的多少，而应当结合患者的一般情况进行综合判断。对那些久病体衰或年迈咳嗽乏力者，即使是少量咯血亦可造成患者窒息死亡，故对这类患者亦应按照大咯血的救治原则进行救治。

一、临床特点

咯血因出血量的多少、出血速度的快慢、呼吸道通畅与否，其临床表现各异。仔细询问病史多有支气管疾病、肺部疾病及心血管疾病等原发疾病的表现。大咯血发生后，血从口鼻外涌，当来不及吐出时部分咽下发生呕血及黑便。反复持续咯血出现循环容量不足时，可出现头晕、心悸、烦躁、面色苍白、血压下降等失血性休克的表现。若血块阻塞呼吸道造成窒息，患者立即表现为胸闷、气促、烦躁不安、发绀、端坐呼吸，咯血突然中断，从口鼻腔中流出少量血液，这时呼吸困难加重、极度发绀、面色灰暗、张口瞠目、牙关紧闭、表情恐怖、大汗淋漓、肺部呼吸音消失，很快因窒息导致死亡。

二、诊断及鉴别诊断

（一）询问病史

初步判断出血的来源及原发疾病及有无窒息的可能，对于咯血的患者首先要确定是不是咯血。鼻腔、口腔、咽部以及消化道出血都可能被误诊为咯血，应注意鉴别。

（二）体格检查

听诊可以在以出血灶为中心范围内闻及水泡音及痰鸣音。

（三）辅助检查

一般经过询问病史和体检后，对大咯血的病因多可做出正确的判断。相关的辅助检查将有助于咯血的病因诊断。

1.血液学检查

血细胞分析是常规的检查，肺部感染、白血病、寄生虫病等都会有相应的异常改变。

2.痰液检查

通过痰涂片和培养，查找一般致病菌、结核菌、真菌、寄生虫卵及肿瘤细胞等。

3.X 线检查

胸部 X 线片对咯血的诊断意义重大，应作为常规检查项目。

4.胸部 CT 检查

胸部 CT 是一项非侵袭性检查，能发现肺内细小病灶和隐匿性病灶，有助于病因未明咯血的诊断。高分辨 CT 在诊断支气管扩张和肺动静脉畸形引起的咯血中很有价值。对肺功能障碍者较为安全。但对活动性大咯血患者，一般应在咯血停止后进行。

5.支气管镜检查

支气管镜是快速诊断出血原因和部位的主要手段，其可以直视大呼吸道中的出血部位，还可以发现气管与支气管黏膜的非特异性溃疡、黏膜下层的静脉曲张、结核病灶、肿瘤等病变，并可做病原学及病理学检查。原因未明的咯血者，应尽早考虑行气管镜检查。尽管在非致命性咯血患者接受气管镜检查的时机仍有争议，但人们普遍认为应尽早行气管镜检查。

6.支气管造影

目前，主要用于支气管扩张的患者行外科手术治疗前。随着高分辨 CT 广泛应用于临床，目前已基本取代支气管造影术诊断支气管扩张的方法。

7.血管造影

能显示血管结构，有助于发现出血的部位，是诊断肺栓塞和肺动静脉畸形的金标准。选择性支气管动脉造影可以明确出血的准确部位，还能够发现支气管动脉的异常，为支气管动脉栓塞治疗提供依据。对空洞型肺结核、肺脓肿等疾患所引起的顽固性大咯血以及怀疑有侵蚀性假性动脉瘤、肺动脉畸形存在者，应加做肺动脉造影。

8.核素显像

出血停止后行通气/灌注扫描有助于明确肺栓塞的诊断。

三、急诊处理

大咯血的急诊处理着重于在保持呼吸道通畅的情况下进行止血，并在此基础上给予病因治疗，并预防窒息和失血性休克等紧急情况的发生。

（一）一般治疗

(1)保持环境安静，稳定患者情绪和解除顾虑，必要时可以使用小量镇静药，如地西泮。对频发或剧烈咳嗽者，可给予镇咳药，如喷托维林、依普拉酮或右美沙芬口服。必要时给予可待因口服。

(2)加强护理医护人员应指导患者通常取患侧卧位，两肺均有病灶者可取半坐位。鼓励患者咳出滞留在呼吸道的陈血，以免造成呼吸道阻塞和肺不张。应予暂时禁食。随时观察血压、脉搏和呼吸情况，必要时配血备用。大咯血时不宜随意搬动。

(3)对于老年体弱及病灶广泛者，禁用镇静药和镇咳药，以免抑制咳嗽反射，诱发窒息。要加强监护，以防万一。

（二）药物止血治疗

1.垂体后叶激素

垂体后叶激素可以收缩肺小动脉、毛细血管，使肺内血流量锐减，肺循环压力降低，从而有利于肺血管破裂处血凝块的形成，达到止血目的。用法为垂体后叶激素 5～10 U 加入 25%葡萄糖溶液或生理盐水 20～40 mL，缓慢静脉注射(10～15 min)；对反复咯血的患者可用垂体后叶激素 10～20 U 加入 5%葡萄糖溶液 250～500 mL 中缓慢持续静脉滴注。咯血停止后减量维持48 h。用药过程中密切观察不良反应，若患者出现头痛、面色苍白、出汗、心悸、胸闷、腹痛、便意及血压升高等不良反应时，应注意减慢静脉注射或静脉滴注速度。停药后其不良反应可自行消失。对患有高血压、冠心病、心力衰竭患者以及孕妇禁用。

2.酚妥拉明

酚妥拉明为α受体阻断药，以扩张小动脉为主，可使肺内血液分流到四肢及内脏循环当中，造成肺动脉和支气管动脉压力降低，达到止血目的。对于使用垂体后叶激素禁忌的高血压、冠心病、肺心病及妊娠等患者尤为适用。一般用量为 10～20 mg 加入 5%葡萄糖溶液 250～500 mL 中持续缓慢静脉滴入至血止后，减量维持观察 24 h 可停药。

3.普鲁卡因

通过扩张血管、降低肺循环压力达到止血目的。用法为 25～50 mg 加入 25%葡萄糖溶液 20～40 mL 中缓慢静脉注射，之后 250～300 mg 加入 5%葡萄糖溶液 250 mL 中缓慢持续静脉滴注，用药前注意有无过敏史，应常规做皮试。

4.盐酸氯丙嗪

能抑制和阻断外周α受体，通过扩张动、静脉、降低心脏的前、后负荷、减轻肺循环的压力、减少肺血流量起止血作用，同时能镇静、安定，适用于烦躁、恐惧感的患者。常用 6.25～12.5 mg 静脉或肌内注射，3～4 次/天。

5.阿托品

1 mg 或山莨菪碱 10 mg 肌内注射或皮下注射，对大咯血患者亦有较好的止血效果。

6.其他止血药物

其他主要通过改善血液凝固机制，加强毛细血管及血小板功能而起作用，疗效不确切，只能作为大咯血时的辅助治疗。

(1)氨基已酸(6-氨基已酸)及氨甲苯酸(止血芳酸)：氨基已酸 4.0～6.0 g 加入 5%葡萄糖溶液 250 mL 中静脉滴注，或氨甲苯酸 0.1～0.2 g 加入 25%葡萄糖溶液 20～40 mL 中缓慢静脉注射或 0.2～0.4 g 加入 5%葡萄糖溶液 250 mL 中静脉滴注。

(2)酚磺乙胺(止血敏)：酚磺乙胺 0.25 g 加入 25%葡萄糖溶液 40 mL 缓慢静脉注射，1～2 次/天；或酚磺乙胺 1～2 g 加入 5%葡萄糖溶液 250 mL，静脉滴注，1 次/天。这类药物用量过大、时间过久应注意尿常规的变化，因为其通过肾排泄时抑制尿激酶，尤其当肾损伤时容易形成血凝块阻塞尿路。此外，还可以引起大量的纤维蛋白阻塞肾小管，导致急性肾功能损害。

(3)巴曲酶：是由矛头蛇的毒液经过分离和提纯而制备的一种血凝酶。可供静脉或肌内注射，也可供局部使用。成人每天用量 1.0～2.0 kU，儿童 0.3～1.0 kU，注意用药过量会使其功效下降。

(4)卡巴克络(安络血)：可以减少毛细血管渗漏，5～10 mg，3 次/天，口服；维生素 K 参与[凝血]因子Ⅱ合成，4 mg，3 次/天，口服；鱼精蛋白注射液有对抗肝素的作用，对血液凝固功能异常或肝功能不全者可以选用，50～100 mg 加入 25%葡萄糖溶液 40 mL，缓慢静脉注射，2 次/天，连续使用时间不能超过 3 天。

(5)云南白药：具有化瘀止血的功效，能激活血小板，促进血小板聚集功能，加强止血作用。用法：云南白药胶囊每次 2 粒，4 次/天。

（三）气管镜下止血治疗

对不明原因的反复中等量以上的咯血，当内科治疗无效时，可经气管镜采取以下措施。

(1)冷盐水灌洗，4℃冷盐水50～100 mL注入出血肺段，停留1 min后洗出。

(2)局部滴注0.1%肾上腺素0.3～0.5 mL。

(3)局部滴注血液凝固酶1 000 U/mL，5～10 mL。

(4)通过气管镜放置气囊导管，利用充气的气囊压迫止血。

（四）支气管动脉栓塞治疗

支气管动脉栓塞术适用于急性或反复大咯血经内科治疗无效、不明原因反复咯血及外科手术后再次咯血且无支气管动脉造影术禁忌证患者。进行支气管动脉栓塞治疗前，应先行支气管动脉造影，了解靶血管解剖、走形、与邻近血管的相互关系及与脊髓动脉有无共干。一旦出血部位明确以后，应立即采用可吸收性明胶海绵、氧化纤维素、聚氨基甲酸乙酯或无水乙醇等栓塞材料，将可疑病变的动脉尽可能全部栓塞。

（五）放射治疗

有文献报道，对不适合手术及支气管动脉栓塞的晚期肺癌引起的大咯血患者，局限性放射治疗可能有效。推测放疗可能引起照射局部的血管外组织水肿，血管肿胀和坏死，造成血管栓塞和闭锁，起到止血效果。

（六）手术治疗

对部分虽经积极的非手术治疗，仍难以止血，且其咯血量之大直接威胁生命的患者，应考虑外科手术治疗。

（七）大咯血窒息的抢救

1.清除积血，保持有效通气

迅速将患者置于头低足高俯卧位，或迅速抱起患者的双腿呈倒立位，使上胸部向下与地面成45°～90°角，托起头部背屈。打开口腔，轻拍胸部，利于血块咯出。若无效用吸痰管经鼻或气管插管吸出血块，并给予高浓度吸氧(35%～45%)。对于自主呼吸微弱、不能维持有效通气者应及时给予机械通气。尽快建立静脉通路，酌情给予呼吸兴奋药洛贝林3 mg和(或)尼可刹米0.375 g静脉注射，以改善通气。窒息解除后，胸部可放置冰袋，并鼓励患者将呼吸道内积血咳出。加强生命体征监测，防止再度窒息。

2.防治感染窒息

缓解后，残存在气管和支气管内的积血阻塞呼吸道，特别是深部的支气管阻塞更易发生感染，应常规使用抗生素治疗。

3.纠正酸中毒

由于机体的消耗，出血时血容量的丧失，窒息时缺氧、出汗，都会出现代谢性酸中毒，应及时给予碱性药物治疗。

（八）失血性休克的治疗

休克者应积极补充血容量、输血、补液。

（九）吸入性肺炎的治疗

咯血后，患者常因血液被吸收而出现发热，若咯血后体温38℃左右或持续不退，剧烈咳嗽，伴有白细胞总数升高、核左移，胸部X线片示病变较前增多，均提示合并有吸入性肺炎或结核病灶播散的可能，应给予充分的抗生素或抗结核药物治疗。

（十）肺不张的治疗

由于大量咯血，血块堵塞支气管；或因患者极度虚弱，镇静药、镇咳药的用量过度，妨碍了支气管内分泌物和血液排出，易造成肺不张。肺不张的处理首先是引流排血或排痰，并鼓励和帮助患者咳嗽。最有效的办法是在气管镜下进行局部支气管冲洗，清除呼吸道内的堵塞物。

（十一）原发疾病的治疗

对于明确病因者应在止血的同时积极治疗原发疾病。

第四章　神经系统急危重症

第一节　高血压脑病

高血压脑病(hypertensive encephalopathy,HE)是指血压因某种诱因突然显著增高(原发性或继发性高血压),突破了脑血管的自动调节机制,导致脑血流灌注过多,液体经血脑屏障漏出到血管周围脑组织,导致脑水肿、颅内压增高,而发生的一种急性一过性以神经障碍为主的高血压危象。临床上主要表现有剧烈头痛、烦躁、恶心呕吐、视力障碍、抽搐、意识障碍,甚至昏迷等症状,若不及时救治,常可导致死亡。由于有效防治急进型高血压、急性肾炎和妊娠期高血压疾病等,本病发生率已有显著下降。

一、诊断要点

1.临床表现

起病急骤,常因过度劳累、紧张和情绪激动所诱发。发病前常见有血压显著增高,剧烈头痛、恶心、呕吐、精神紊乱等先兆。发病后以脑水肿症状为主,大多数患者具有头痛、抽搐和意识障碍三大特征,称之为高血压脑病三联征。头痛常是早期症状,随着脑水肿进行性加重,于头痛数小时至1～2天后多出现程度不同的意识障碍,如嗜睡、昏睡、木僵、躁动不安、谵妄、定向力障碍、精神错乱,甚至昏迷。若视网膜动脉痉挛时,可有视物模糊、偏盲或黑矇等表现。有时还可出现一过性偏瘫、半身感觉障碍、脑神经瘫痪,甚至失语。血压多显著升高,舒张压常>130 mmHg,患者多有心动过缓、呼吸困难。眼底检查有视网膜动脉痉挛,还可有视盘水肿和出血、渗出。上述表现常于血压急剧升高12～48 h内明显,若抢救不及时,可于短时间内死亡。

2.辅助检查

颅脑CT扫描可见脑水肿的弥漫性脑白质密度降低,脑室变小;MRI显示脑水肿敏感,呈T_1低信号T_2高信号,顶枕叶水肿对高血压脑病具有特征性,偶见小灶性缺血或出血灶。

3.诊断注意事项

根据患者血压急剧升高后出现上述(头痛、抽搐和意识障碍)神经症状和体征,本病一般不难诊断。但HE为排除性诊断,在确立诊断前,须与脑出血、蛛网膜下腔出血、急(慢)性硬膜下血肿、脑栓塞、脑梗死及脑瘤等鉴别。

二、治疗要点

1.迅速降低血压

迅速有效地降低血压是治疗的关键。必须在2～4 h之内将血压降至治疗目标值(MAP降低20%～25%)。一般要使舒张压迅速降至110 mmHg(高血压患者)或80 mmHg(血压正常者)以下。在降压过程中要严密监测血压、心率、精神状态,随时调整药的滴速。另外,要注意因血压降得过快过低,而出现的低灌注危象。大多数HE患者的症状随血压的降低而改善,若治疗过程中精神症状没有改善或反而恶化,应重新考虑诊断是否正确并适当升高血压,然后再缓慢降压。常用药物有尼卡地平、拉贝洛尔、乌拉地尔等。硝普钠、硝酸甘油能直接增加脑血流量,因此一般不用于HE的患者。

2.制止抽搐

有抽搐者,可用地西泮(安定)10～20 mg直接静脉注射,同时肌注苯巴比妥0.2 g。

3.降低颅内压、减轻脑水肿

可选用20%甘露醇液125～250 mL静注或快速静滴,依病情每4～8 h 1次,可辅以应用呋塞米、地塞米松等。

4.对症支持疗法

包括吸氧,卧床休息,保持环境安静,严密观察病情变化,维持水、电解质平衡,防治心肾等并发症等。

第二节　短暂性脑缺血发作

短暂性脑缺血发作(transient ischemic attack,TIA)是由于局部脑或视网膜缺血引起的短暂性神经功能缺损,临床症状一般不超过1 h,最长不超过24 h,且无责任病灶的证据。凡神经影像学检查有神经功能缺损对应的明确病灶者不宜称为TIA。

一、诊断要点

1.临床表现特点

TIA好发于中老年人,男多于女。患者多伴有高血压、动脉粥样硬化、糖尿病或高脂血症等脑血管病危险因素。其临床表现根据缺血的局灶部位与范围不同而多种多样,其发作的频度与形式个体差异亦很大,但有其共同特征。

(1)共同特征。①起病的急剧性:常突然发病,数秒或数分钟内症状达高峰(从无症状到出现全部症状不到5 min,通常在2 min内)。②病程的一过性。③发作的反复性:少者2～3次,多者达数十次或数百次。④症状的刻板性和可逆性:每次发作症状、体征基本相同,且在24 h内完全恢复。临床上常将TIA分为颈动脉系统和椎基底动脉系统两类,前者较后者多见,约10%患者有这两个系统表现。

(2)局灶性症状

1)颈动脉系统 TIA:临床表现与受累血管分布有关。大脑中动脉(MCA)供血区的 TIA 可出现对侧肢体的单瘫、轻偏瘫、面瘫和舌瘫,可伴有偏身感觉障碍和对侧同向偏盲,优势半球受累时常出现失语和失用。大脑前动脉(ACA)供血区的 TIA 可出现人格和情感障碍、对侧下肢无力等。颈内动脉(ICA)主干 TIA 主要表现为眼动脉交叉瘫——由于病变侧眼动脉缺血出现同侧单眼一过性黑矇、失明(患者表现为突然出现一个眼睛的视物模糊或完全失明,几秒内达到高峰,几分钟后恢复正常,为颈内动脉系统 TIA 所特有)和(或)对侧偏瘫及感觉障碍,Horner 交叉瘫[病侧 Horner 征(霍纳氏征),对侧偏瘫]。

2)椎基底动脉系统 TIA。最常见表现是眩晕、平衡障碍、眼球运动异常和复视。可有单侧或双侧面部、口周麻木,单独出现或伴有对侧肢体瘫痪、感觉障碍,呈现典型或不典型的脑干缺血综合征。此外,还可出现下列 3 种特殊表现的临床综合征:①跌倒发作。表现为下肢突然失去张力而跌倒,但无意识障碍,常可很快自行站起,系脑干下部网状结构缺血所致。有时见于患者转头或仰头时。②短暂性全面遗忘症(TGA)。发作时出现短时间记忆丧失,患者对此有自知力,持续数分钟至数十分钟,发作时对时间、地点定向障碍,但谈话、书写和计算能力正常。是大脑后动脉颞支缺血累及边缘系统的颞叶海马、海马旁回和穹隆所致。③双眼视力障碍发作。双侧大脑后动脉距状支缺血导致枕叶视皮层受累,引起暂时性皮质盲。

值得注意的是,椎基底动脉系统 TIA 患者很少出现孤立的眩晕、耳鸣、恶心、晕厥、头痛、尿便失禁、嗜睡或癫痫等症状,往往合并有其他脑干或大脑后动脉供血区缺血的症状与体征。

2.诊断注意事项

诊断 TIA 最重要的是病史典型而神经系统检查正常(因多数患者就诊时临床症状已消失)。中老年患者突然出现局灶性脑功能损害症状,符合颈内动脉或椎基底动脉系统及其分支缺血表现,并在短时间内症状完全恢复(多不超过 1 h),应高度怀疑为 TIA。MRI 灌注成像(perfusion-weightedimaging,PWI)/MRI 弥散成像(dif-fusion-weightedimaging,DWI)、CT 灌注成像(CT perfusion imaging,CTP)和单光子发射计算机断层扫描(SPECT)有助于 TIA 的诊断。TIA 主要应与癫痫的部分性发作、梅尼埃病、阿-斯综合征等鉴别。

3.TIA 短期卒中风险评估

TIA 发病后 2~7 天内为卒中的高风险期,对患者进行紧急评估与干预可以减少卒中的发生。常用的 TIA 危险分层工具为 $ABCD^2$ 评分,评估项目预计分为:①年龄(A)>60 岁,1 分。②血压(B)SBP>140 mmHg 或 DBP>90 mmHg,1 分。③临床症状(C):单侧无力 2 分,不伴无力的言语障碍 1 分。④症状持续时间(D):>60 min 2 分,10~59 min 1 分。⑤糖尿病(D):有,1 分。症状发作在 72 h 内并存在以下情况之一者,建议入院治疗:① $ABCD^2$ 评分>3 分。② $ABCD^2$ 评分 0~2 分,但门诊不能在 2 天之内完成 TIA 系统检查。③ $ABCD^2$ 评分 0~2 分,并有其他证据提示症状由局部缺血造成,如 DWI 已显示对应小片状缺血灶。

二、治疗要点

1.病因治疗

病因明确者应该针对病因治疗,控制卒中危险因素,如动脉粥样硬化、高血压、心脏病、糖尿病、高脂血症和颈椎病等。

2.药物治疗

(1)抗血小板治疗:非心源性栓塞性 TIA 推荐抗血小板治疗,一般单独使用。①阿司匹林:50～325 mg/d。②氯吡格雷(波立维):75 mg/d。③小剂量阿司匹林 25 mg/d 与缓释的双嘧达莫(潘生丁)200 mg/次联合应用,2 次/天,口服。对卒中风险较高患者,如 TIA 或小卒中发病 1 个月内,可采用小剂量阿司匹林 50～150 mg/d 与氯吡格雷 75 mg/d 联合治疗。

(2)抗凝治疗:目前尚无证据支持抗凝治疗作为 TIA 的常规治疗,但临床伴有心房颤动、频繁发作的 TIA 患者可以考虑应用。①心源性栓塞性 TIA 伴发心房颤动和冠心病的患者,推荐口服抗凝剂治疗,治疗目标为 INR 达到 2～3 或凝血酶原时间(PT)为正常值的 1.5 倍。②频繁发作的 TIA 或椎基底动脉系统 TIA 患者,对抗血小板治疗无效的病例可考虑抗凝治疗。③对瓣膜置换术后已服用足量口服抗凝剂治疗的 TIA 患者也可加用小剂量阿司匹林或双嘧达莫联合治疗。

常用抗凝剂有:①华法林:初始剂量 6～12 mg/d,每晚 1 次口服,3～5 天后改为 2～6 mg/d 维持。剂量调整至 PT 为对照组 1.5 倍或国际标准化比值(INR)2.0～3.0,用药 4～6 周逐渐减量停药,可用于长期治疗。消化性溃疡或严重高血压为禁忌证。②肝素:普通肝素 100 mg 加入 0.9%氯化钠注射液 500 mL 静脉滴注,20～30 滴/分。根据部分凝血活酶时间(APTT)调整剂量,维持治疗前 APTT 值 1.5～2.5 倍(100 mg/d 以内)。或用低分子量肝素 4 000～5 000 IU,腹壁皮下注射,2 次/天,7～10 天为一个疗程。

在抗凝治疗期间应注意出血并发症。需反复检查小便有无红细胞、大便有无隐血,密切观察可能发生的其他脏器的出血。如有出血情况即停抗凝治疗,如为口服抗凝剂者停药后即予维生素 K_1 10～40 mg 肌内注射,或 25～50 mg 加葡萄糖或生理盐水中静脉滴注,每分钟不超过 5 mg。用肝素抗凝出现出血情况时则用硫酸鱼精蛋白锌,其用量与最后一次所用的肝素量相当,但一次不超过 50 mg。必要时给予输血。抗凝治疗期间应避免针灸、腰椎穿刺和任何外科小手术,以免引起出血而被迫中止抗凝治疗。

(3)降脂治疗:颈内动脉斑块、内膜增厚或颅内动脉狭窄者可使用他汀类降脂药物。常用药物有辛伐他汀(舒降之),20 mg 口服,1 次/天。

(4)钙通道阻滞剂:可选择性地阻断病理状态下的钙离子通道,减少血管平滑肌的收缩,扩张脑血管。常用的药物有尼莫地平 20～40 mg,3 次,口服;桂利嗪(脑益嗪)25 mg,3 次/天;氟桂利嗪(西比灵)5～10 mg,每晚 1 次口服。

(5)其他药物:凝血因子Ⅰ血症可选择降纤药物改善血液高凝状态,如巴曲酶、安克洛和蚓激酶等。对老年 TIA 并有抗血小板禁忌证或抵抗性者,可选用活血化瘀性中药制剂治疗。

3.手术治疗

手术治疗的目的为恢复、改善脑血流量,建立侧支循环和消除微栓子来源。对颈动脉有明显动脉壁粥样硬化斑块、狭窄(>70%)或血栓形成,影响脑内供血并有 TIA 的反复发作者,可行颈动脉内膜剥离术、颅内外动脉吻合术或血管成形术或血管内支架植入术等治疗。

三、预后

TIA 患者发病 7 天内的卒中风险为 4%～10%，90 天卒中风险为 10%～20%。发作间隔时间缩短、发作时间延长、临床症状逐渐加重的进展性 TIA 是即将发展为脑梗死的强烈预警信号。TIA 患者也易发生心肌梗死和猝死，90 天内 TIA 复发、心肌梗死和死亡事件总的风险高达 25%。最终 TIA 部分发展为脑梗死，部分继续发作，部分自行缓解。

第三节　脑　梗　死

脑梗死(cerebral infarction)又称缺血性卒中，是指各种原因所致脑部血液供应障碍，导致脑组织缺血、缺氧性坏死，而出现相应神经功能缺损的一类临床综合征。脑梗死是卒中最常见的类型，占 70%～80%。

脑梗死的临床分型目前使用牛津郡社区卒中研究分型(oxfordshire community stroke project，OCSP)。OCSP 分型标准：①完全前循环梗死(total anterior circulation infarction，TACI)：大脑高级神经活动(意识、失语、失算、空间定向力等)障碍；同向偏盲；对侧 3 个部位(面、上肢与下肢)较严重的运动和(或)感觉障碍。多为大脑中动脉近段主干、少数为颈内动脉虹吸段闭塞引起的大片脑梗死。②部分前循环梗死(partial anterior circulation infarction，PACI)：偏瘫、偏盲、偏身感觉障碍及高级神经活动障碍较 TACI 局限或不完全。提示是大脑中动脉远段主干、各级分支或大脑前动脉及分支闭塞引起的中、小梗死。③后循环梗死(posterior circulation infarction，POCI)：表现为椎基底动脉综合征，如同侧脑神经麻痹及对侧感觉运动障碍及小脑功能障碍等。④腔隙性脑梗死(lacunar infarction，LACI)：表现为各种腔隙综合征，如纯运动性轻偏瘫、纯感觉性卒中、共济失调性轻偏瘫等。大多是基底核或脑桥小穿通支病变引起的小腔隙灶，梗死灶直径＜1.5～2.0 cm。OCSP 不依赖影像学结果，在常规 CT、MRI 尚未能发现病灶时就可根据临床表现迅速分型，并提示闭塞血管和梗死灶的部位和大小，临床简单易行，对指导治疗，评估预后有价值。

脑梗死的病因分型主要采用 TOAST 分型(trial of org 10172 in acute stroke treatment，1995)：①大动脉粥样硬化型卒中。②心源性脑栓塞。③小动脉闭塞型卒中(即腔隙性脑梗死)。④其他病因型卒中。⑤不明原因型卒中。

依据局部脑组织发生缺血性坏死的机制可将脑梗死分为 3 种主要病理生理学类型：脑血栓形成(cerebral thrombosis)、脑栓塞(cerebral embolism)和血流动力学机制所致的脑梗死。脑血栓形成是在各种原因引起的血管壁病变基础上，脑动脉主干或分支动脉管腔狭窄、闭塞或血栓形成，引起脑局部血流减少或供血中断，使脑组织缺血、缺氧性坏死，临床上常表现为偏瘫、失语等局灶性神经功能缺失，是急性缺血性脑卒中常见的类型，约占 60%。脑栓塞是指固态、液态或气体栓子沿血液循环进入脑动脉系统使血液供应骤然阻滞所引起的脑梗死，占 15%～20%。它与脑血栓形成不同，后者的病程呈时相性，常缓慢起病，在数小时内进行性发展，且大多在睡眠中发作;脑栓塞并非一个演进过程,常突然发作,一开始即为完全性卒中,症状即刻到高峰。血流动力学机制所致的脑梗死,其供血动脉没有发生急性闭塞或严重狭窄,是由于近端大血管严重狭窄加上血压下降,导致局部脑组织低灌注,从而出现的缺血性坏死,占全部急性脑梗死的10%~20%。

一、脑血栓形成

(一)病史

本病多见于50~60岁以上的中老年人,以60~70岁为发病高峰。有脑动脉粥样硬化、高血压、糖尿病等疾病史或TIA病史。部分患者有头晕、肢体麻木、乏力等前驱症状。起病较缓慢,常在睡眠或安静休息时发生,在若干小时内逐渐进展,多数于1~2天内达高峰。

(二)临床表现特点

除大面积脑梗死(尤在脑干梗死时)伴明显脑水肿和颅内压增高外,全脑症状一般不明显,意识多清醒,血压多正常或偏高。神经系统局灶症状与体征视脑血管闭塞的部位及梗死的范围而定。闭塞好发的血管依次为颈内动脉、大脑中动脉、大脑后动脉、大脑前动脉及椎基底动脉等。

1.颈内动脉

颈内动脉起自颈总动脉,供应大脑半球前2/3和部分间脑。主要分支如下。

(1)眼动脉:颈内动脉在穿出海绵窦处发出眼动脉,供应眼部。

(2)脉络膜前动脉:在视束下从颈内动脉分出,供应外侧膝状体、内囊后肢的后下部、大脑脚底的中1/3及苍白球等结构。

(3)后交通动脉:在视束下分出,与大脑后动脉吻合,是颈内动脉系和椎基底动脉系的吻合支。

(4)大脑前动脉:在视神经上方从颈内动脉分出,皮质支分布于顶枕沟以前的半球内侧面、额叶底面的一部分和额、顶两叶上外侧面的上部,中央支供应尾状核、豆状核前部和内囊前肢。

(5)大脑中动脉:为颈内动脉的直接延续,皮质支供应大脑半球上外侧面的大部分和岛叶,中央支(豆纹动脉)供应尾状核、豆状核、内囊膝和后肢的前部。

颈内动脉狭窄或闭塞以颈动脉窦及颈内外动脉分叉处最常见(占90%),其次为虹吸部(占80%)。其临床表现变化很大,这主要取决于前交通动脉、后交通动脉、眼动脉与软脑膜动脉等侧支循环的代偿能力。首先受累的是大脑中动脉供血区,而大脑前动脉供血区甚少出现受累症状。典型颈内动脉血栓闭塞与大脑中动脉血栓闭塞的不同点是前者可有眼动脉与大脑前动脉受累的表现。其临床特点有:①最常见的是对侧偏瘫、偏身感觉障碍与偏盲,主侧半球受累可有失语。此乃大脑中动脉供血区受损的表现。②精神障碍-偏瘫二联征:除偏瘫外,主要表现为精神障碍,可有智力减退、定向力丧失、遗忘症、人格改变,以及失认、失算、失用,甚至痴呆。此乃大脑中动脉与前动脉供血均受损的表现。③交叉性失明-偏瘫二联征:表现为病侧单眼短暂性失明或视神经萎缩,伴对侧偏瘫。此乃眼动脉与大脑中动脉供血区均受损的表现,是颈内动脉血栓闭塞的特征之一。④交叉性霍纳-偏瘫二联征:表现为患侧不完全性霍纳征(瞳孔缩小、眼球内陷与上睑下垂),伴对侧偏瘫。此乃海绵窦段血栓形成使攀附于颈内动脉外壁上的交感神经节后纤维受损所致。⑤发作性晕厥-偏瘫二联征：表现为晕厥发作，伴偏瘫，但意识障碍一般较轻。此乃病侧大脑半球突然缺血所致。④、⑤两项也是颈内动脉血栓闭塞的特征之一。

2.大脑中动脉

大脑中动脉是颈内动脉的直接延续，供应大脑半球血流量的80%左右，是血栓形成与栓塞性脑梗死最常见的发病部位。

(1)主干闭塞：主干闭塞导致三偏症状，即病灶对侧偏瘫(包括中枢性面、舌瘫和肢体瘫痪)、偏身感觉障碍及偏盲(三偏)，伴头、眼向病灶侧凝视，如病灶位于优势半球则可出现失语、失读、失写等。患者可出现意识障碍。主干闭塞相对少见，仅占大脑中动脉闭塞的2%～5%。

(2)皮层支闭塞：①上部分支闭塞：导致病灶对侧面部、上下肢瘫痪和感觉缺失，但下肢瘫痪较上肢轻，头、眼向病灶侧凝视程度轻，伴Broca失语(优势半球)和体象障碍(非优势半球)，通常无意识障碍。②下部分支闭塞：较少单独出现，导致病灶对侧同向性上1/4视野缺损，伴Wernicke失语(优势半球)，急性意识模糊状态(非优势半球)，无偏瘫。

(3)深穿支闭塞：最常见的是纹状体内囊梗死，表现为对侧中枢性均等性轻偏瘫、对侧偏身感觉障碍，可伴对侧同向性偏盲。优势半球病变出现皮质下失语。

3.大脑前动脉

(1)分出前交通动脉前主干闭塞：可因对侧动脉的侧支循环代偿不出现症状，但当双侧动脉起源于同一个大脑前动脉主干时，就会造成双侧大脑半球的前、内侧梗死，导致截瘫、大小便失禁、意志缺失、运动性失语和额叶人格改变等。

(2)分出前交通动脉后大脑前动脉远端闭塞：导致对侧的足和下肢的感觉运动障碍，而上肢和肩部的瘫痪较轻，面部和手部不受累。可以出现尿失禁(旁中央小叶受损)、淡漠、反应迟钝、缄默等(额极和胼胝体受损)，对侧出现强握及吸吮反射和痉挛性强直(额叶受损)。

(3)皮质支闭塞：导致对侧中枢性下肢瘫，可伴感觉障碍(胼周和胼缘动脉闭塞)；对侧肢体短暂性共济失调、强握反射及精神症状(眶动脉及额极动脉闭塞)。

(4)深穿支闭塞：导致对侧中枢性面舌瘫、上肢近端轻瘫。

4.大脑后动脉

主干闭塞症状取决于侧支循环。

(1)单侧皮质支闭塞：引起对侧同向性偏盲，上部视野较下部视野受累常见，黄斑区视力不受累(黄斑区的视皮质代表区为大脑中、后动脉双重供应)。优势半球受累可出现失读(伴或不伴失写)、命名性失语、失认等。

(2)双侧皮质支闭塞：可导致完全型皮质盲，有时伴有不成形的视幻觉、记忆受损(累及颞叶)、不能识别熟悉面孔(面容失认症)等。

(3)大脑后动脉起始段的脚间支闭塞：可引起中脑中央和下丘脑综合征，包括垂直性凝视麻痹、昏睡或昏迷；旁正中动脉综合征，主要表现是同侧动眼神经麻痹和对侧偏瘫，即Weber综合征(病变位于中脑基底部，动眼神经和皮质脊髓束受累)；同侧动眼神经麻痹和对侧共济失调、震颤，即Claude综合征(病变位于中脑被盖部，动眼神经和结合臂)；同侧动眼神经麻痹和对侧不自主运动和震颤，即Benedikt综合征(病变位于中脑被盖部，动眼神经、红核和结合臂)。

(4)大脑后动脉深穿支闭塞：丘脑穿通动脉闭塞产生红核丘脑综合征，表现为病灶侧舞蹈样不自主运动、意向性震颤、小脑性共济失调和对侧偏身感觉障碍；丘脑膝状体动脉闭塞产生丘脑综合征（丘脑的感觉中继核团梗死），表现为对侧深感觉障碍、自发性疼痛、感觉过度、轻偏瘫、共济失调、手部痉挛和舞蹈-手足徐动症等。

5.椎基底动脉

椎动脉起自锁骨下动脉，两椎动脉经枕骨大孔入颅后合成基底动脉，供应大脑半球后 1/3 及部分间脑、脑干和小脑。

椎动脉的主要分支有：①脊髓前、后动脉。②小脑下后动脉：为椎动脉的最大分支，供应小脑底面后部和延髓后外侧部，其行程弯曲易发生闭塞。

基底动脉的主要分支有：①小脑下前动脉。从基底动脉起始端发出，供应小脑下面的前部。②迷路动脉（内听动脉）。发自基底动脉或小脑下前动脉，供应内耳迷路。③脑桥动脉。为细小分支，供应脑桥基底部。④小脑上动脉。发自基底动脉末端，供应小脑上部。⑤大脑后动脉。为基底动脉的终末支，皮质支供应颞叶内侧面和底部及枕叶，中央支供应丘脑、内外侧膝状体、下丘脑和底丘脑等。椎基底动脉狭窄或闭塞时，症状的严重程度取决于闭塞的部位与侧支循环的完善程度。单纯基底动脉血栓闭塞中 50％～80％是椎动脉远端的血栓延伸到基底动脉的近端，由此引起的梗死灶主要在脑桥、中脑、丘脑及枕叶。少数起病急骤者常突然昏迷、四肢瘫痪，多数在 2～4 天内死亡，也可致猝死。更多见的情况是亚急性起病，呈台阶式发展，前驱症状为眩晕、恶心、呕吐、吞咽困难、复视、眼肌麻痹、视力障碍、构音障碍、一侧或双侧肢体运动感觉障碍、猝倒或短暂性意识丧失，病情缓慢进展，临终前才进入昏迷。在椎基底动脉系统缺血性脑卒中以基底动脉血栓闭塞最常见。

（1）闭锁综合征（locked-in syndrome）：由基底动脉的脑桥支闭塞致双侧脑桥基底部梗死所致。患者大脑半球和脑干被盖部网状激活系统无损害，意识清醒，语言理解无障碍，出现双侧中枢性瘫痪（双侧皮质脊髓束和支配三叉神经以下的皮质脑干束受损），只能以眼球上下运动示意（动眼神经与滑车神经功能保留），眼球水平运动障碍，不能讲话，双侧面瘫，舌、咽、构音及吞咽运动均障碍，不能转颈耸肩，四肢瘫痪，可有双侧病理反射。常被误认为昏迷。

（2）脑桥腹外侧综合征（Millard-Gubler syndrome）：由小脑下前动脉闭塞所致。表现为病灶侧眼球不能外展（展神经麻痹）及周围性面神经麻痹（面神经核损害），对侧中枢性偏瘫（锥体束受损）和对侧偏身感觉障碍（内侧丘系和脊髓丘脑束损害）。

（3）脑桥腹内侧综合征（Foville syndrome）：由基底动脉的旁中央支闭塞所致。主要表现为：①病灶侧眼球不能外展（展神经麻痹）及周围性面神经麻痹（面神经核损害）。②两眼向病灶对侧凝视（脑桥侧视中枢及内侧纵束损害）。③对侧中枢性偏瘫（锥体束受损）。

（4）基底动脉尖综合征（top of the basilar syndrome）：基底动脉尖端（末端）分出小脑上动脉和大脑后动脉，闭塞后导致眼球运动障碍及瞳孔异常、觉醒和行为障碍，可伴有记忆力丧失、对侧偏盲或皮质盲。

（5）延髓背外侧综合征（Wallenberg syndrome）：由小脑下后动脉或椎动脉供应延髓外侧的分支动脉闭塞所致。

6.小脑下后动脉

小脑下后动脉为椎动脉颅内段最大的一支，是血栓与栓塞最好发的部位，其小脑支与脉络膜支因侧支循环丰富，对临床影响较小，仅延髓支是终动脉，临床意义最大，供应延髓背外侧部，包括延髓内神经核（如疑核、迷走神经背核、孤束核、前庭外侧核及三叉神经脊束核）、传导束（如脊髓丘脑束、三叉神经脊髓束、孤束、脊髓小脑束、绳状体及红核脊髓束）、网状结构及其中的交感神经纤维。近年发现一侧椎动脉血栓形成比单纯小脑下后动脉血栓形成更常见，两者均引起延髓背外侧综合征（Wallenberg syndrome）。其主要表现如下，①前庭功能障碍：表现为眩晕、呕吐及眼球震颤。此乃前庭核及其下降根受累所致。②吞咽迷走神经障碍：表现为吞咽困难、饮水发呛、声音嘶哑、同侧软腭麻痹及咽反射消失。此乃吞咽、迷走神经及其核，如疑核、孤束核及迷走神经背核受累的结果。③同侧共济失调：表现为病变同侧平衡障碍，易向病侧倾倒。此乃病侧绳状体、脊髓小脑束受累所致。④同侧霍纳（Horner）征：表现为病侧瞳孔缩小、上睑下垂、眼球内陷、结膜充血及面部少汗。此乃网状结构中交感神经下行纤维麻痹所致。若缺血累及延髓呕吐与呼吸中枢，还可引起剧烈呕吐与顽固性呃逆。⑤交叉性感觉障碍：表现为病侧面部与对侧半身痛温觉减退。前者是病变区三叉神经脊髓束及其核受损所致；后者乃病变区上行的脊髓丘脑束受累的结果。部分患者因梗死区周围水肿累及下行的锥体束，还可出现对侧肢体轻瘫与病理征阳性。

7.特殊类型的脑梗死

常见以下几种类型。

（1）大面积脑梗死：通常由颈内动脉主干、大脑中动脉主干闭塞或皮质支完全性卒中所致，表现为病灶对侧完全性偏瘫、偏身感觉障碍及向病灶对侧凝视麻痹。病程呈进行性加重，易出现明显的脑水肿和颅内压增高征象，甚至发生脑疝死亡。

（2）分水岭脑梗死（cerebral watershed infarction，CWSI）：是两支主要脑动脉分布区边缘带发生的脑梗死，也称边缘带脑梗死（borderzone cerebral infarction），多因血流动力学原因所致。典型病例发生于颈内动脉严重狭窄或闭塞伴全身血压降低时。常呈卒中样发病，症状较轻，纠正病因后病情易控制。可分为皮质前型、皮质后型和皮质下型。

（3）出血性脑梗死：是由于脑梗死灶内的动脉自身滋养血管同时缺血，导致动脉血管壁损伤、坏死，在此基础上若血管腔内血栓溶解或其侧支循环开放等原因使已损伤的血管血流得到恢复，则血液会从破损的血管壁漏出，即为出血性脑梗死（hemorrhagic infarction，HI），或称为梗死后出血。以发病后第 2 周最常见。HI 多见于心源性脑梗死和大面积血栓形成性脑梗死。早期应用抗凝、溶栓、扩容扩血管以及早期行外科手术、恢复脑灌注均可促发 HI。

（4）多发性脑梗死（multiple lacunar infarction）：指两个或两个以上不同供血系统脑血管闭塞引起的梗死，一般由反复多次发生脑梗死所致。

（三）辅助检查

1.脑病变检查

颅脑 CT 检查是疑似脑卒中患者首选的影像学检查方法。颅脑 CT 检查，在起病 24～48 h 后可发现低密度软化区。磁共振像检测脑梗死更具优越性，单光子发射 CT（SPECT）可更早发现脑梗死，且能定量检测脑血流量和反映组织的病理生理变化。

2.血管病变检查

颅内、外血管病变检查有助于了解脑卒中的发病机制及病因，指导选择治疗方案。常用检查包括颈动脉双功超声、经颅多普勒(TCD)、磁共振血管成像(MRA)、CT血管成像(CTA)和数字减影血管造影(DSA)等。颈动脉双功超声对发现颅外颈部血管病变,特别是狭窄和斑块很有帮助;TCD可检查颅内血流、微栓子及监测治疗效果,但其受操作技术水平和骨窗影响较大。MRA和CTA可提供有关血管闭塞或狭窄的信息,以DSA为参考标准,MRA发现椎动脉及颅外动脉狭窄的敏感度和特异度为70%～100%。MRA可显示颅内大血管近端闭塞或狭窄,但对远端或分支显示不清。DSA的准确性最高,仍是当前血管病变检查的金标准,但主要缺点是有创性和有一定风险。

3.实验室及影像检查选择

对疑似脑卒中患者应进行常规实验室检查,以便排除类脑卒中或其他病因。

(1)所有患者都应做的检查:①平扫脑CT或MRI。②血糖、血脂、肝肾功能和电解质。③心电图和心肌缺血标记物。④全血计数,包括血小板计数。⑤凝血酶原时间(PT)、国际标准化比例(INR)和活化部分凝血活酶时间(APTT)。⑥氧饱和度。⑦胸部X线检查。

(2)部分患者必要时可选择的检查:①毒理学筛选。②血液乙醇水平。③妊娠试验。④动脉血气分析(若怀疑缺氧)。⑤腰椎穿刺(怀疑蛛网膜下腔出血而CT未显示或怀疑脑卒中继发于感染性疾病)。⑥脑电图(怀疑癫痫发作)。⑦超声心动图(怀疑心脏附壁血栓、心房黏液瘤和二尖瓣脱垂)等。

(四)鉴别诊断

主要应与脑出血、蛛网膜下腔出血、脑栓塞、硬膜下血肿、脑肿瘤、脑脓肿、高血压脑病、脑静脉系统血栓形成(CVT)等鉴别。

(五)治疗要点

1.治疗原则

(1)超早期治疗:力争发病后尽早选用最佳治疗方案,挽救缺血半暗带。

(2)个体化治疗:根据患者年龄、缺血性卒中类型、病情严重程度和基础疾病等采取最适当的治疗。

(3)整体化治疗:采取针对性治疗的同时,进行支持疗法、对症治疗和早期康复治疗,对卒中危险因素及时采取预防性干预。

2.一般支持性治疗和并发症的处理

脑梗死患者一般均应进入卒中单元治疗。

(1)一般护理观察:入院后最初24 h内应经常评估患者神经系统状态和生命体征,多数患者应卧床休息,一旦病情稳定就开始活动。在转换成坐位或站位时应密切观察神经系统症状是否加重。瘫痪肢体关节充分的被动活动在最初的24 h内就可以开始。早期活动的益处在于预防肺炎、深静脉血栓、压疮等并发症,还可以减少静止不动所导致的痉挛、畸形和压迫性麻痹。

(2)保持呼吸道通畅及供氧:昏迷患者应将头歪向一侧,以利于口腔分泌物及呕吐物流出,并可防止舌根后坠阻塞呼吸道。应进行SaO_2监测,使其≥95%。合并低氧血症患者(SaO_2<92%或血气分析提示缺氧)应给予吸氧,呼吸道功能严重障碍者应给予呼吸道支持(气管插管或切开)及辅助呼吸。无低氧血症的患者不需要常规吸氧。

(3)饮食与营养支持:在允许患者进食或饮水之前应评估吞咽能力。吞咽后湿声、口唇闭合不全、NIHSS计分增高都是误吸入危险的独立指征，床边水吞咽试验是有用的筛查试验。正常经口进食者无须额外补充营养。若有吞咽障碍，可插入鼻胃管或鼻十二指肠管以供喂食并便于给药；持续时间长者经本人或家人同意可行经皮内镜下胃造瘘（PEG）管饲补充营养。

（4）血糖控制：应监测血糖浓度，发病24 h内避免静脉使用含糖液体，对血糖＞11.1 mmol/L者应立即用胰岛素使血糖降低至8.3 mmol/L以下。但要防止发生低血糖。

（5）血压控制：在发病24 h内，为改善缺血脑组织的灌注，维持较高的血压是非常必要的，通常只有当收缩压＞200 mmHg或舒张压＞110 mmHg时，或伴有严重心功能不全、主动脉夹层、高血压脑病、急性肾损伤、急性心肌梗死等，才需要降低血压。目前临床研究表明，急性缺血性卒中早期（24 h至7天）持续存在的高血压可采取较为积极的降压治疗，一般将血压控制在收缩压≤185 mmHg或舒张压≤110 mmHg是安全的，病情较轻时甚至可降低至160/90 mmHg以下。但卒中早期降压24 h内不应超过原有血压水平的15%。应静脉使用作用时间短和对脑血管影响较小的药物（如拉贝洛尔、尼卡地平等），最好应用微量输液泵，避免血压降得过低。推荐使用拉贝洛尔10～20 mg静注，时间＞1～2 min，每隔10 min可重复或加倍给药（最大剂量300 mg）；或者尼卡地平5 mg/h静脉输注作为初始剂量；每隔5 min滴速可增加2.5 mg/h以达到预期效果，直至最大滴速1.5 mg/h，目标是使血压降低10%～15%。舒张压＞140 mmHg时可选用硝普钠0.5 pg/(kg·min)静注作为初始剂量，滴注至预期的血压水平。应避免舌下含服钙通道阻滞剂如硝苯地平，因其吸收很快，易继发突然的血压下降。其他能使血压迅速下降的药物也应避免使用。口服药物可选用卡托普利或尼卡地平。准备溶栓治疗的患者血压应控制在收缩压＜180 mmHg或舒张压＜100 mmHg水平。有原发性高血压史且正在服用降压药物者，如病情稳定，可于脑卒中24 h后开始恢复使用降压药物。

在急性缺血性卒中患者中，持续性低血压非常少见，但若存在，则必须查明原因。其原因包括主动脉瓣断裂、低血容量和继发于心肌缺血或心律失常的心排血量减少。在卒中后最初数小时内，应纠正血容量不足和使心排血量达到理想目标。治疗措施包括输注生理盐水、补充血容量和纠正心律失常，如快速心房颤动应减慢心室率。若这些措施无效，可应用多巴胺等升压药物，以确保收缩压≥90 mmHg。

（6）控制脑水肿、降低颅内压：急性脑梗死中颅内压增高并不常见。大脑中动脉主干、颈内动脉梗死者可产生急性颅内压增高，但几乎所有的脑梗死患者均有脑水肿，且以发病后3～5天为最明显。严重脑水肿和颅内压增高是急性重症脑梗死的常见并发症，是死亡的主要原因。处理脑水肿的目的是：①降低颅内压。②维持适当的脑灌注，避免脑缺血加重。③预防脑疝形成引起继发性脑损伤。目前认为将颅内压（intracranial pressure，ICP）控制在20 mmHg以内，并使脑灌注压（cerebral perfusion pressure，CPP）维持在70 mmHg以上最为理想。常用的脱水剂有甘露醇、甘油、呋塞米、白蛋白、β-七叶皂苷钠等。

（7）防治心血管并发症：心肌梗死和心律失常是急性缺血性卒中潜在的并发症。应加强监测，并给予相应的治疗。

（8）防治感染：脑卒中患者（尤其存在意识障碍者）急性期容易发生呼吸道、泌尿系统感染等，是导致病情加重的重要原因。应积极防治。

（9）防治深静脉血栓形成（DVT）和肺栓塞（PE）：高龄、静止不动、下肢瘫痪、心房颤动等是

DVT 和 PE 危险性增加的原因。防治措施：①鼓励患者尽早活动(包括肢体的被动运动)、抬高下肢；尽量避免下肢(尤其是瘫痪侧)静脉输液。②对于发生 DVT 及 PE 高风险且无禁忌证者，首选低分子量肝素，剂量一般为 4 000 IU 皮下注射，1 次/天。有抗凝禁忌者给予阿司匹林治疗。③可联合加压治疗(长筒袜或交替式压迫装置)和药物预防 DVT，不推荐常规单独使用加压，但对有抗栓禁忌的缺血性脑卒中患者，推荐单独应用加压治疗预防 DVT 和 PE。

(10)防治癫痫：缺血性脑卒中后癫痫的早期发生率为 2%～33%，晚期发生率为 3%～67%。防治措施：①不推荐预防性应用抗癫痫药物。②孤立发作 1 次或急性期痫性发作控制后，不建议长期使用抗癫痫药物。③脑卒中后 2～3 个月再发的癫痫，建议按癫痫常规治疗。④脑卒中后癫痫持续状态，建议按癫痫持续状态治疗原则处理。

(11)防治消化道出血：高龄和重症脑卒中患者急性期容易发生应激性溃疡，建议常规应用静脉抗溃疡药(H_2-RA，或 PPI)；对已发生消化道出血患者，则按消化道出血治疗。

(12)防治水电解质平衡紊乱：脑卒中时由于神经内分泌功能紊乱、进食减少、呕吐及脱水治疗，常并发水电解质平衡紊乱，主要有低钾血症、低钠血症和高钠血症。应对脑卒中患者常规进行水电解质监测并加以纠正。纠正低钠血症和高钠血症均不宜过快，防止脑桥中央髓鞘溶解症和加重脑水肿。

(13)出血转化的处理：脑梗死出血转化发生率为 8.5%～30%，其中有症状的为 1.5%～5%。心源性脑栓塞、大面积脑梗死、占位效应、早期低密度征、年龄＞70 岁、应用抗栓药物(尤其是抗凝药物)或溶栓药物等会增加出血转化的风险。研究显示，无症状性出血转化的预后与无出血转化相比差异并无统计学意义，目前对无症状性出血转化者尚无特殊治疗建议。对症状性出血转化：①停用抗栓治疗等致出血药物。②何时开始抗凝和抗血小板治疗：对需要抗栓治疗的患者，可于出血转化病情稳定后 7～10 天开始抗栓治疗；对于再发血栓风险相对较低或全身情况较差者，可用抗血小板药物代替华法林。

3.溶栓治疗

溶栓治疗是目前最重要的恢复血流措施，重组组织型纤溶酶原激活剂(rtPA)和尿激酶(UK)是我国目前使用的主要溶栓药，溶栓的方法有静脉溶栓和动脉溶栓。目前认为有效抢救缺血半暗带组织的时间窗为 4.5 h 内或 6 h 内。

(1)静脉溶栓治疗

1)适应证：①年龄 18～80 岁。②发病 4.5 h 内(rtPA)或 6 h 内(尿激酶)。③脑功能损害的体征持续存在＞1 h，且比较严重。④脑 CT 已排除颅内出血，且无早期大面积脑梗死影像学改变。⑤患者或家属签署知情同意书。

2)禁忌证：①既往有颅内出血，包括可疑蛛网膜下腔出血；近 3 个月有头颅外伤史；近 3 周内有胃肠或泌尿系统出血；近 2 周内进行过大的外科手术；近 1 周内有在不易压迫止血部位的动脉穿刺。②近 3 个月内有脑梗死或心肌梗死史，但不包括陈旧小腔隙梗死而未遗留神经功能体征。③严重心、肝、肾功能不全或严重糖尿病患者。④体检发现有活动性出血或外伤(如骨折)的证据。⑤已口服抗凝药，且 INR＞1.5；48 h 内接受过肝素治疗(APTT 超出正常范围)。⑥血小板计数低于 100×10^9/L，血糖＜2.7 mmol/L。⑦血压：收缩压＞180 mmHg，或舒张压＞100 mmHg。⑧妊娠。⑨神经功能缺损非常轻微或迅速改善。⑩CT 检查已显示早期脑梗死低密度>1/3 大脑中动脉供血区(大脑中动脉区脑梗死)。

3)用法:①rtPA0.9 mg/kg(最大剂量 90 mg)静脉滴注,其中 10%在最初 1 min 内静脉推注,其余持续滴注 1 h。国内习惯用 5 mg 静注,余 45 mg 1 h 静滴,总量 50 mg。②尿激酶 100 万~150 万 IU,溶于生理盐水 100~200 mL,持续静脉滴注 30 min。

4)静脉溶栓的监护及处理:①尽可能将患者收入重症监护病房或卒中单元进行监护。②定期进行神经功能评估,第 1 h 内 30 min 1 次,以后每小时 1 次,直至 24 h。③如出现严重头痛、高血压、恶心或呕吐,应立即停用溶栓药物并行脑 CT 检查。④定期监测血压,最初 2 h 内 15 min 1 次,随后 6 h 内 30 min 1 次,以后每小时 1 次,直至 24 h。⑤如收缩压≥180 mmHg 或舒张压≥100 mmHg,应增加血压监测次数,并给予降压药物。⑥鼻饲管、导尿管及动脉内测压管应延迟安置。⑦给予抗凝药、抗血小板药物前应复查颅脑 CT。

5)静脉溶栓的并发症:溶栓治疗的主要危险是合并症状性脑出血,且其约 1/3 是致死性的。其他主要并发症有:①梗死灶继发性出血或身体其他部位出血。②再灌注损伤和脑水肿。③溶栓后再闭塞。

(2)动脉溶栓治疗:动脉溶栓使溶栓药物直接到达血栓局部,理论上血管再通率应该高于静脉溶栓,且出血风险降低。然而其益处可能被溶栓启动时间的延迟所抵消。作为卒中紧急治疗,可在 DSA 直视下进行超选择性介入动脉溶栓。需指出的是,进行动脉内溶栓对设备和医生的专业知识的要求较高,因此,患者应在有经验的脑卒中治疗中心接受动脉内溶栓治疗,以便在必要时能立即进行脑血管影像学和介入性神经放射学检查。因此,①发病 6 h 内由大脑中动脉闭塞导致的严重脑卒中且不适合静脉溶栓的患者,经过严格选择后可在有条件的医院进行动脉溶栓(Ⅱ级推荐,B 级证据)。②发病 24 h 内由后循环动脉闭塞导致的严重脑卒中且不适合静脉溶栓的患者,经过严格选择后可在有条件的单位进行动脉溶栓(Ⅲ级推荐,C 级证据)。接受动脉内溶栓治疗的患者,仍有接受 rtPA 静脉内溶栓治疗的可能性。有关动脉溶栓的适应证、禁忌证及并发症与静脉溶栓基本相同。

4.抗凝治疗

一般不推荐急性期应用抗凝药来预防卒中复发、阻止病情加重或改善预后,但对于合并高凝状态有形成深静脉血栓和肺栓塞的高危患者,可以使用预防性抗凝治疗。

5.抗血小板治疗

应常规在 48 h 内应用阿司匹林(150~325 mg/d),但在应用溶栓剂治疗的 24 h 内,不用阿司匹林。应用 2~4 周后调整为二级预防长期用药(50~325 mg/d)。也可用氯吡格雷(75 mg/d),不建议与阿司匹林联用。但对于有急性冠状动脉疾病(例如不稳定型心绞痛、无 Q 波心肌梗死)或近期有支架成形术的患者,推荐联合应用氯吡格雷和阿司匹林。

6.降纤治疗

很多研究显示脑梗死急性期血浆凝血因子Ⅰ和血液黏滞度增高,蛇毒酶制剂可显著降低血浆凝血因子Ⅰ,并有轻度溶栓和抑制血栓形成的作用。因此,对不适合溶栓并经过严格筛选的脑梗死患者,特别是高纤维蛋白血症者可选用降纤治疗(Ⅱ级推荐,B 级证据)。可选择的药物包括血凝酶(巴曲酶)、降纤酶、安克洛酶和蚓激酶等。血凝酶首剂 10 BU,以后隔日 5 BU,静脉注射,共 3~4 次。用药过程中监测凝血因子Ⅰ,防止出血的发生。

7.脑保护治疗

脑保护剂包括自由基清除剂依达拉奉、阿片受体阻断剂纳洛酮、电压门控性钙阻滞剂尼莫地平、兴奋性氨基酸受体阻断剂和镁离子等,在动物实验中显示有效,但尚缺乏循证医学证据。

8.其他疗法

(1)丁苯酞:本品可阻断缺血性脑卒中所致脑损伤的多个病理环节,具有较强的抗脑缺血作用,明显缩小局部脑缺血的梗死面积,减轻脑水肿,改善脑代谢和缺血脑区的微循环和血流量,抑制神经细胞凋亡,并具有抗脑血栓形成和抗血小板聚集作用。用法:成人0.2 g口服,每日3次,10天为一个疗程,静脉滴注,每次25 mg,2次/天,疗程14天。本品应在发病后48 h内开始给药。

(2)人尿激肽原酶(尤瑞克林):本品有两点突出于其他药物的作用。①在临床剂量下,选择性扩张缺血部位细小动脉,改善梗死灶内供血,对一般动脉影响不大(不扩张正常动脉,不引起缺血区盗血)。②促进损伤部位新生血管的生成。此外,尚具有改善红细胞变形能力和氧解离能力、促进组织对葡萄糖的利用、抑制血小板聚集等作用。

(3)高压氧和亚低温的疗效和安全性还需开展高质量的RCT证实。

9.手术治疗

(1)紧急手术治疗:幕上大面积脑梗死伴有严重脑水肿、占位效应和脑疝形成征象者,可行去骨瓣减压术;小脑梗死使脑干受压导致病情恶化时,可行抽吸梗死小脑组织和后颅窝减压术以挽救生命。

(2)紧急血管内治疗:机械取栓治疗的时间窗为8 h,一般在动脉溶栓无效时使用,也可合并其他血管内治疗包括颈动脉血管成形及支架植入术(carotid angioplasty and stenting,CAS)、颈动脉内膜剥脱术(carotid endarterectomy,CEA)等。

二、脑栓塞

(一)诊断要点

1.临床表现特点

(1)脑栓塞可发生于任何年龄,以青壮年多见。突然起病是其主要特征。常无任何先兆的突然发病,在数秒或数分钟内症状发展到最高峰,是所有脑血管疾病中发病最快者。多属完全性猝死。大多数患者伴有风湿性心脏病、冠心病和严重心律失常等,或存在心脏手术、长骨骨折、血管内介入治疗等栓子来源病史。有些患者同时并发肺栓塞(气急、发绀、胸痛、咳血和胸膜摩擦音等)、肾栓塞(腰痛、血尿等)、肠系膜栓塞(腹痛、便血等)和皮肤栓塞(出血点或瘀斑)等疾病表现。

(2)不同部位血管栓塞会造成相应的血管闭塞综合征。脑栓塞易复发和出血,病情波动大,部分病例因血管再通临床症状可迅速缓解;有时因并发出血,临床症状可急剧恶化;有时因栓塞再发,稳定或一度好转的局灶性神经体征可再次加重。

(3)心源性脑栓塞高度危险栓子来源有二尖瓣狭窄伴心房颤动、心房颤动、病态窦房结综合征、4周内心肌梗死、左心房或左心耳血栓、左心室血栓、扩张型心肌病、左心室区节段性运动功能不良、左心房黏液瘤、感染性心内膜炎。心源性脑栓塞中度危险栓子来源有二尖瓣脱垂、二尖瓣环状钙化、二尖瓣狭窄不伴心房颤动、房间隔缺损、卵圆孔未闭、心房扑动、生物心脏瓣膜、非细菌性血栓性心内膜炎、充血性心力衰竭、4周至6个月之内的心肌梗死等。

2.辅助检查

CT和MRI检查可显示缺血性梗死或出血性梗死改变，合并出血性梗死高度支持脑栓塞诊断。许多患者继发出血性梗死临床症状并未加重，发病3～5天内复查CT可早期发现继发梗死后出血。MRA可发现颈动脉狭窄程度或闭塞。心电图、心脏超声等检查有助于了解心脏情况。如疑有主动脉弓大血管或颈部血管病变时，可做脑血管造影。

3.诊断注意事项

根据骤然起病，数秒至数分钟达到高峰，出现偏瘫、失语等局灶性神经功能缺损，既往有栓子来源的基础疾病，如心脏病、动脉粥样硬化、严重的骨折等病史，基本可做出临床诊断，如合并其他脏器栓塞更支持诊断，CT和MRI检查可确定脑栓塞部位、数目及是否伴发出血，有助于明确诊断。

脑栓塞主要应与动脉硬化性脑梗死、脑出血、蛛网膜下腔出血、CVT等鉴别。

（二）治疗要点

1.脑栓塞治疗

脑栓塞治疗与脑血栓形成治疗原则基本相同，主要是改善循环，减轻脑水肿，防止出血，减少梗死范围。注意在合并出血性梗死时，应停用溶栓、抗凝和抗血小板药物，防止出血加重。

2.原发病治疗

针对性治疗原发病有利于脑栓塞病情控制和防止复发。对感染性栓塞应使用抗生素，并禁用溶栓和抗凝治疗，防止感染扩散；对脂肪栓塞，可采用肝素、5%碳酸氢钠及脂溶剂，有助于脂肪颗粒溶解。空气栓塞者可行高压氧治疗。有心律失常者应予以纠正等。

3.抗凝治疗

心源性脑栓塞急性期一般不推荐抗凝治疗。心房颤动或有再栓塞高度风险的心源性疾病、动脉夹层或高度狭窄的患者推荐抗凝治疗预防再栓塞或栓塞继发血栓形成。心源性脑栓塞低度风险的患者，一般推荐抗血小板治疗。有抗凝治疗指征但无条件使用抗凝药物时，也可采用小剂量阿司匹林（50～150 mg/d）与氯吡格雷（75 mg/d）联合抗血小板治疗。

第四节　脑　出　血

脑出血（intracerebral hemorrhage，ICH）是指原发性非损伤性脑实质内出血。病因多样，其中半数以上为高血压动脉硬化性脑出血，故又称为高血压脑出血。其他原因包括颅内动脉瘤破裂、脑血管畸形破裂、脑肿瘤出血、动脉炎、血液病、抗凝或溶栓治疗并发症等。脑出血占全部脑卒中的20%～30%，急性期病死率为30%～40%。脑水肿、颅内压增高和脑疝形成是致死的主要原因。ICH预后与出血量、出血部位及有无并发症有关。脑干、丘脑和大量脑室出血预后较差。

一、诊断要点

1.临床表现特点

脑出血多发生于50岁以上伴有高血压的患者。发病通常在情绪激动、精神紧张、剧烈活动、用力过度、咳嗽、排便等诱因下，使血压升高而发病，但也可在安静无活动状态下发病。大多数患者起病急骤，常在数分钟或数小时内病情发展到高峰，也可在数分钟内即陷入昏迷，仅少部分患者发展比较缓慢，经数天才发展至高峰，类似缺血性脑梗死。较典型的脑出血首先表现为头痛、恶心、呕吐，经过数分钟至数小时后，出现意识障碍及局灶神经障碍体征，脉搏缓慢有力、面色潮红、大汗淋漓、大小便失禁、血压升高，甚至出现抽搐、昏迷程度加深，呈现鼾性呼吸，重者呈潮式呼吸，进而呼吸不规则或间停等。由于出血部位及范围不同，可产生一些特殊定位性临床症状。

(1)壳核-内囊出血：占脑出血的50%～60%。系豆纹动脉尤其是其外侧支破裂所致。一般将壳核-内囊出血分为壳核外侧型(即外囊出血)和壳核内侧型(即内囊出血)。壳核-内囊出血除具有脑出血的一般症状外，病灶对侧常出现偏瘫、偏身感觉障碍与偏盲等三偏征。临床上由于出血所累及的范围不同，“三偏”可不完全，最常见的是偏瘫、偏身感觉障碍。外侧型多无意识障碍，轻度偏瘫，预后较好；内侧型根据血肿的量和发展的方向，临床上可出现不同程度的病变对侧中枢性面瘫及肢体瘫痪，感觉障碍和同向性偏盲。双眼向病灶侧凝视，呈“凝视病灶”。优势半球病变可有失语。如血肿破入脑室，或影响脑脊液循环时昏迷加深、偏瘫完全、头痛、呕吐、瞳孔不等大、中枢性高热、消化道出血，死亡率高。

(2)丘脑出血：占脑出血的10%～15%。系丘脑膝状体动脉和丘脑穿通动脉破裂所致。丘脑出血几乎都有眼球运动障碍，如下视麻痹、瞳孔缩小等。小量出血在临床上以偏身感觉障碍为主，无意识障碍或有轻微意识障碍，可有轻偏瘫、不自主运动，预后良好。丘脑出血破入脑室临床表现有明显的意识障碍，甚至昏迷，对侧肢体完全性瘫痪，颈项强直等脑膜刺激征表现。丘脑内侧或下部出血，出现双眼内收下视鼻尖，上视障碍，这是丘脑出血的典型体征。如出血少量破入脑室者，临床症状可出现缓解，大量出血破入脑室或造成梗阻性脑室扩张者使病情加重，如抢救不及时，可引起中枢性高热、四肢强直性抽搐以及脑-内脏综合征，甚至脑疝的表现。优势半球病变可出现各种类型的语言障碍，可为运动性或感觉性失语。有的病例缄默不语，语言错乱，句法错误，重复语言或阅读错误等；偏身感觉障碍常较运动障碍为重，深感觉障碍比浅感觉障碍为重。出血后很快出现昏迷者提示出血严重，所以丘脑出血的临床表现常呈多样性。

(3)脑叶出血：占脑出血的5%～10%，常由脑动静脉畸形、血管淀粉样病变、血液病等所致。出血以顶叶最常见，其次为颞叶、枕叶、额叶，也有多发脑叶出血的病例。绝大多数呈急性起病，多先有头痛、呕吐或抽搐，甚至尿失禁等临床表现；意识障碍少而轻；有昏迷者多为大量出血压迫脑干所致。受累脑叶可出现相应的神经缺损症状，如额叶出血可有偏瘫、尿便障碍、运动性失语、摸索和强握反射等；颞叶出血可有感觉性失语、精神症状、对侧上象限盲、癫痫；顶叶出血可有偏身感觉障碍、轻偏瘫，对侧下象限盲；枕叶出血则可有一过性黑矇等。

(4)小脑出血：约占10%。多由小脑上动脉分支破裂所致。常有头痛、呕吐，眩晕和共济失调明显，急骤发病，伴有枕部疼痛。出血量少者，主要表现为小脑受损症状，如共济失调、眼球震颤和小脑语言等，多无瘫痪；出血量较多者，尤其是小脑蚓部出血，病情进展迅速，发病时或病后12～24 h内出现昏迷和脑干受压征象，双侧瞳孔缩小至针尖样、呼吸不规则等。暴发型则常突然昏迷，在数小时内迅速死亡。

(5)原发性脑干出血：约占脑出血的10%。90%以上的高血压所致的原发性脑干出血发生在脑桥，少数发生在中脑。①脑桥出血：多由基底动脉脑桥支破裂所致，出血灶多位于脑桥基底部与被盖部之间。大量出血（血肿>5 mL）累及双侧被盖部和基底部，常破入第四脑室，患者迅即出现昏迷、双侧针尖样瞳孔、呕吐咖啡色胃内容物、中枢性高热、中枢性呼吸障碍、眼球浮动、四肢瘫痪和去大脑强直发作等，病情进行性恶化，多在短时间内死亡。出血量小者，可无意识障碍，表现为交叉性瘫痪和共济失调性偏瘫，两眼向病灶侧凝视麻痹或核间性眼肌麻痹等。②中脑出血：常有头痛、呕吐和意识障碍，轻症表现为一侧或双侧动眼神经不全麻痹、眼球不同轴、同侧肢体共济失调，伴对侧肢体瘫痪（Weber综合征）；重症表现为深昏迷，四肢弛缓性瘫痪，可迅速死亡。③延髓出血：更为少见，临床表现为突然意识障碍，影响生命指征，如呼吸、心率、血压改变，迅速死亡。轻症患者可表现为不典型的瓦伦贝格（Wallenberg）综合征。

(6)脑室出血：占脑出血的3%～5%，分为原发性和继发性脑室出血。原发性脑室出血是指出血来源于脑室脉络丛，脑室内和脑室壁的血管，以及室管膜下1.5 cm以内的脑室旁区的出血。临床表现主要是血液成分刺激引起的脑膜刺激征和脑脊液循环梗阻引起的颅内压增高症状；临床上见到的脑室出血绝大多数是继发性脑室出血，即脑实质出血破入脑室，常同时伴有原发性出血灶导致的神经功能障碍症状。因此，轻者仅有头痛、恶心、呕吐、颈强直等脑膜刺激征，无局灶性神经损害症状；重者表现为意识障碍、抽搐、肢体瘫痪、肌张力增高、瞳孔缩小或大小不定，双侧病理反射阳性等。血凝块堵塞室间孔、中脑导水管及第四脑室侧孔者，可因急性脑积水而致颅内压急剧增高，迅速发生脑疝而死亡。

2.辅助检查

(1)颅脑CT扫描：是诊断ICH的首选方法，动态CT检查还可评价出血的进展情况。

(2)MRI和MRA检查：对发现结构异常，明确ICH的病因很有帮助。MRI对检出脑干和小脑的出血灶和监测ICH的演进过程优于CT检查，对急性ICH诊断不如CT。MRA可发现脑血管畸形、血管瘤等病变。

(3)脑血管造影（DSA）：脑出血患者一般不需要进行DSA检查，除非临床上怀疑有血管畸形、血管炎或烟雾病又需外科手术或血管介入治疗时才考虑进行。DSA可清楚显示异常血管和造影剂外漏的破裂血管及部位。

(4)腰椎穿刺：在CT广泛应用后，已无须采用腰椎穿刺诊断脑出血，以免诱发脑疝形成，如需排除颅内感染和蛛网膜下腔出血，可谨慎进行。

3.诊断注意事项

中老年患者在活动中或情绪激动时突然发病，迅速出现局灶性神经功能缺损症状以及头痛、呕吐等颅内压增高症状应考虑ICH的可能，结合头颅CT/MRI检查，可以迅速明确诊断。鉴别诊断方面，①首先应与急性脑梗死、蛛网膜下腔出血、CVT等鉴别。②颅内肿瘤出血：颅内肿瘤，特别是原发性肿瘤，多因生长速度快而致肿瘤中心部位的缺血、坏死，易与脑出血相混。但肿瘤患者，病程较长，多在原有症状的基础上突然加重，也可为首发症状。增强的头颅CT和

MRI 对肿瘤出血具有诊断价值。③对发病突然、迅速昏迷且局灶体征不明显者，应注意与引起昏迷的全身性疾病，如中毒（乙醇中毒、镇静催眠药物中毒等）及代谢性疾病（低血糖、肝性脑病、肺性脑病等）鉴别。④对有头部外伤史者应与外伤性颅内血肿相鉴别。

二、治疗要点

1.内科治疗

急性期内科治疗原则是制止继续出血和防止再出血，减轻和控制脑水肿，预防和治疗各种并发症，维持生命体征。

（1）一般治疗。①绝对卧床休息，一经确诊尽量避免搬动。起病 24 h 内原则上以就地抢救为宜，尤其对昏迷较重、有脑疝形成者更要注意。②保持呼吸道通畅，给氧，防止并发症。对意识不清的患者应及时清除口腔和鼻腔的分泌物或呕吐物，头偏向一侧，或侧卧位。必要时气管插管或行气管切开术。③保持水、电解质平衡及营养支持：急性期最初 24～48 h 应予禁食，并适当静脉输液，每日控制在 1 500～2 000 mL。48 h 后，如果意识好转，且吞咽无障碍者可试进流质，少量多餐，否则应下胃管鼻饲维持营养。④保持功能体位，防止肢体畸形。

（2）控制血压。脑出血急性期血压高，可首先脱水降颅压，血压仍过高，应给予降血压治疗。当 SBP＞200 mmHg 或 MAP＞150 mmHg 时，要用持续静脉降压药物积极降低血压；当 SBP＞180 mmHg 或 MAP＞130 mmHg 时，如果同时有疑似颅内压增高的证据，要考虑监测颅内压，可用间断或持续静脉降压药物来降低血压，但要保证脑灌注压＞60～80 mmHg。若无颅内压增高的证据，降压目标为 160/90 mmHg 或 MAP 110 mmHg。药物选择乌拉地尔、非诺多泮、尼卡地平、拉贝洛尔等。对低血压的处理，要首先分析原因，区别情况加以处理。引起低血压的原因如下：①脱水过量、补液不足。②大量呕吐失水或伴有应激性溃疡导致失血。③并发严重的感染。④心力衰竭、心律失常。⑤降压药、镇静药及血管扩张药使用过量。⑥呼吸不畅并发酸中毒。⑦脑疝晚期等。在针对病因处理的同时，可静滴多巴胺、间羟胺等，将血压提升并维持在 150/90 mmHg 左右为宜。脑出血恢复期应积极控制血压，尽量将血压控制在正常范围内。

（3）控制脑水肿、降低颅内压。脑出血后脑水肿约在 48 h 达高峰，维持 3～5 天后逐渐消退，可持续 2～3 周或更长。脑水肿可使颅内压（intracranial pressure，ICP）增高，并致脑疝形成，是影响 ICH 死亡率及功能恢复的主要因素。积极控制脑水肿、降低 ICP 是 ICH 急性期治疗的重要环节。不建议用激素治疗减轻脑水肿。

（4）止血治疗。止血药物如 6-氨基己酸、氨甲苯酸、巴曲酶（立止血）等对高血压脑出血的作用不大。如有凝血功能障碍，可针对性给予止血药物治疗，例如肝素治疗并发的脑出血可用鱼精蛋白中和，华法林治疗并发的脑出血用维生素 K_1 拮抗。

（5）防治并发症。①感染。发病早期病情较轻又无感染证据者，一般不建议常规使用抗生素；合并意识障碍的老年患者易并发肺部感染，或因导尿等易合并尿路感染，可给予预防性抗生素治疗；若已经出现系统感染，则根据经验或药敏结果选用抗生素。②应激性溃疡。对重症或高龄患者应预防应用 H_2RB。一旦出血按消化道出血的治疗常规进行。③抗利尿激素分泌异常综合征。即稀释性低钠血症，可发生于 10% ICH 患者。应限制水摄入量在 800～1 000 mL/d，补钠 9～12 g/d。④脑耗盐综合征。系因心钠素分泌过高所致的低钠血症，治疗时应输液补钠。低钠血症宜缓慢纠正，否则可导致脑桥中央髓鞘溶解症。⑤痫性发作。有癫痫频繁发作者，可静脉注射地西泮 10～20 mg，或苯妥英钠 15～20 mg/kg 缓慢静注以控制发作。⑥中枢性高热。多采用物理降温，可试用溴隐亭治疗。⑦下肢深静脉血栓形成或肺栓塞：一旦发生，应给予普通肝素 100 mg/d 静滴，或低分子量肝素 4 000 U 皮下注射，2 次/天。对高危患者可预防性治疗。

2.手术治疗

下列情况需考虑手术治疗：①壳核出血≥30 mL，丘脑出血≥15 mL。②小脑出血≥10 mL 或直径≥3 cm，或合并明显脑积水。③重症脑室出血（脑室铸型）。④合并脑血管畸形、动脉瘤等病变。

第五节 蛛网膜下腔出血

颅内血管破裂后，血液流入蛛网膜下腔称为蛛网膜下腔出血（subarachnoid hemorrhage，SAH）。临床上通常分为自发性与外伤性两类。自发性又可分为原发性和继发性两类。凡出血系由于脑底或脑表面血管病变破裂，血液直接流入蛛网膜下腔者，称为原发性 SAH，其病因以先天性颅内动脉瘤为最常见，动静脉血管畸形（AVM）及动脉硬化性动脉瘤次之。如系脑实质内出血，血液穿破脑组织而流入脑室及蛛网膜下腔者，则属继发性 SAH，其病因以高血压脑动脉粥样硬化、血管炎、血液病等多见。

一、诊断要点

1.先兆和诱发因素

SAH 有 1/3 在发病前出现先兆征象或警告信号。常见者为全头痛、局限性头痛、嗜睡、眼球运动障碍、三叉神经分布区疼痛及项背部疼痛等。颈内动脉及大脑中动脉的动脉瘤在破裂之前可因血管痉挛、局部梗死、小量出血及刺激压迫而引起对侧轻偏瘫、感觉异常及（或）失语；大脑前动脉瘤可引起同侧动眼神经麻痹及皮层性一过性黑曚等，多数患者有诱因，如突然用力、兴奋、激动、屏气、大便、饮酒等。

2.临床表现特点

（1）头痛：动脉瘤性 SAH 的典型表现是突发异常剧烈头痛，患者常描述为“一生中经历的最严重头痛”。常伴颈项与背痛/面色苍白与全身冷汗。头痛持续时间一般在起病 1～2 周后，才逐渐减轻或消失。如头痛再次加重，常提示动脉瘤再次出血。局部头痛常可提示破裂动脉瘤的部位。AVM 破裂所致 SAH 头痛常不严重。

（2）恶心、呕吐：头痛常伴恶心与呕吐。多为喷射性、反复性。

（3）意识障碍：多数起病时立即发生，持续数分钟至数小时，甚至数日。

（4）精神障碍：常见于大脑前动脉或前交通动脉瘤破裂出血的患者。如定向障碍、谵妄、幻觉、妄想、淡漠、嗜睡、畏光怕声、拒动、木僵、痴呆等。多数在 2～3 周内恢复。

(5)癫痫发作：可作为 SAH 的首发症状。

(6)脑膜刺激征：通常于起病后数小时至 6 天内出现，持续 3～4 周。以颈项强直最常见，克尼格(Kernig)征、布鲁津斯基(Brudzinski)征均可阳性。而老年、衰弱患者或小量出血者，可无明显脑膜刺激征。

(7)眼底改变：视盘水肿、视网膜下出血与玻璃体膜下出血。眼底出血有时可侵入房水而致视力严重减退或永久性视力障碍。

(8)局限性脑损害征：偏瘫、偏身感觉障碍的原因主要是脑水肿、血液流入脑实质，血块压迫、脑血管痉挛，若有显著的偏瘫及严重的偏身感觉缺失则提示出血来自外侧裂中的大脑中动脉的动脉瘤；而双侧肢体轻瘫则提示出血部位靠近大脑前动脉与前交通动脉的连接处，出血扩展至两侧额叶。早期出现的偏瘫、偏身感觉障碍则可能由于脑水肿或出血进入脑实质而引起；而以后出现的偏瘫，常是由于脑血管痉挛所引起。

3.动脉瘤的定位症状

(1)颈内动脉海绵窦段动脉瘤：患者有前额和眼部疼痛、血管杂音、突眼及Ⅲ、Ⅳ、Ⅵ和 V_1(三叉神经第 1 支，眼神经)脑神经损害所致的眼动障碍，其破裂可引起颈内动脉海绵窦瘘。

(2)颈内动脉-后交通动脉瘤：患者出现动眼神经受压的表现，常提示后交通动脉瘤。

(3)大脑中动脉瘤：患者出现偏瘫、失语和抽搐等症状，多提示动脉瘤位于大脑中动脉的第一分支处。

(4)大脑前动脉-前交通动脉瘤：患者出现精神症状、单侧或双侧下肢瘫痪和意识障碍等症状，提示动脉瘤位于大脑前动脉或前交通动脉。

(5)大脑后动脉瘤：患者出现同向偏盲、Weber 综合征和第Ⅲ脑神经麻痹的表现。

(6)椎基底动脉瘤：患者可出现枕部和面部疼痛、面肌抽搐、面瘫及脑干受压等症状。

4.血管畸形的定位症状

AVM 患者男性多见，多在 10～40 岁发病，常见的症状包括痫性发作、轻偏瘫、失语或视野缺损等。

5.常见并发症

(1)脑血管痉挛：脑血管痉挛(cerebro vascular spasm，CVS)多见于颅内动脉瘤所致 SAH 的患者，且是 SAH 致残和死亡的重要原因。CVS 发生于蛛网膜下腔中血凝块环绕的血管，痉挛严重程度与出血量相关，可导致约 1/3 以上病例脑实质缺血。病后 3～5 天开始发生，5～14 天为迟发性血管痉挛高峰期，2～4 周逐渐消失。临床可根据以下几点来判断 CVS：①出现暂时性、波动性、局限性定位体征。②进行性意识障碍：患者由清醒转为嗜睡或昏迷，或由昏迷(早期 CVS，多在 2 天内恢复)→清醒→昏迷(再次 CVS)。③脑膜刺激征更明显。④病程中症状加重而腰椎穿刺无新鲜出血的迹象。⑤脑血管造影显示 CVS 变细。

(2)再出血：是 SAH 主要的急性并发症。常见于首次出血后 2 周内。用力排便、剧咳、精神紧张激动是再出血的常见诱因，而在再出血之前可多次出现头痛、躁动不安等先兆。临床特征为：在病情好转的情况下突然发生剧烈头痛、频繁呕吐、抽搐、意识障碍、瞳孔不等大，去脑强直与神经定位征，眼底出血，脑脊液有新鲜出血，CT扫描出现新的高密度影像。20%的动脉瘤患者病后10～14天可发生再出血，使死亡率约增加1倍；而AVM急性期再出血较少见。

(3)急性或亚急性脑积水：SAH时，由于血液进入脑室系统和蛛网膜下腔形成血凝块阻碍脑脊液循环通路，15%～20%的患者于起病1周内发生急性脑积水。轻者出现嗜睡、思维缓慢、短时记忆受损、上视受限、展神经麻痹、下肢腱反射亢进等体征，严重者可造成颅内高压，甚至脑疝。亚急性脑积水发生于起病数周后，表现为隐匿出现的痴呆、步态异常和尿失禁。

6.辅助检查

(1)神经影像学检查：首选CT检查，可检出90%以上的SAH，显示大脑外侧裂池、前纵裂池、鞍上池、脑桥小脑脚池、环池和后纵裂池高密度出血征象，并可确定脑内出血或脑室出血，伴脑积水或脑梗死，对病情进行动态观察。CT增强可发现大多数AVM和大的动脉瘤。当SAH发病后数天CT检查的敏感性降低时，MRI可发挥较大作用。对确诊SAH而DSA阴性的患者，MRI用来检查其他引起SAH的原因。当颅内未发现出血原因时，应行脊柱MRI检查排除脊髓海绵状血管瘤或AVM等。CT血管成像(CTA)和MR血管成像(MRA)主要用于有动脉瘤家族史或破裂先兆者的筛查，动脉瘤患者的随访，及DSA不能进行及时检查时的替代方法。MRA对直径3～15 mm动脉瘤检出率达84%～100%。国际高水准的卒中中心CTA已逐步取代DSA成为诊断有无动脉瘤的首选方法。

(2)脑脊液(CSF)检查：腰椎穿刺CSF呈均匀血性是SAH的特征。头颅CT阳性者不必做腰椎穿刺，但CT阴性者尚需做腰穿协助诊断。需注意腰椎穿刺可诱发脑疝形成的风险，尤其是昏迷和伴有视盘水肿患者，更应慎重。发病8 h后做腰椎穿刺作为最早时间。

(3)减影血管造影(DSA)：是检出动脉瘤或AVM的最好方法。一旦SAH诊断明确后需行全脑DSA检查，为SAH病因诊断提供可靠依据，也是制定合理外科治疗方案的先决条件。造影时机一般选择在SAH头3天内或3周后，以避开CVS和再出血高峰期。

7.诊断注意事项

突发剧烈头痛、呕吐、脑膜刺激征阳性，伴或不伴意识障碍，检查无局灶性神经系统体征，应高度怀疑SAH，同时CT证实脑池和蛛网膜下腔高密度征象或腰穿检查示压力增高和血性CSF等可临床确诊。临床上应注意与脑膜炎、偏头痛、硬膜外血肿与硬膜下血肿、脑肿瘤、脑内出血等疾病鉴别。此外，某些老年患者，头痛、呕吐均不明显，而以突然出现的精神障碍为主要症状，应特别注意。

8.动脉瘤性

SAH患者Hunt和Hess临床分级。0级：未破裂动脉瘤。Ⅰ级：无症状或轻微头痛。Ⅱ级：中或重度头痛、脑膜刺激征、脑神经麻痹。Ⅲ级：嗜睡、意识混沌、轻度局灶性神经体征。Ⅳ级：昏迷、中或重度偏瘫、有早期去脑强直或自主神经功能紊乱。Ⅴ级：昏迷、去脑强直、濒死状态。

二、治疗要点

急性期治疗目的是防治再出血，降低颅内压，防治继发性脑血管痉挛，减少并发症，寻找出血病因，治疗原发病和预防复发。

1.一般治疗

SAH 必须绝对卧床休息 4～6 周。要避免大便秘结和尿潴留，便秘者可用开塞露、液状石蜡或便塞通等药物，昏迷者应留置导尿管。应用足量的止痛、安定和镇静药，以保持患者安静休息。适当限制入水量，维持水、电解质平衡，常规给予脱水剂（如 20%甘露醇、呋塞米和白蛋白等）以降低颅内压。有抽搐发作者应及时给予抗痉药物。去除头痛病因后，对 SBP＞180 mmHg 或 MAP＞125 mmHg 患者，可在密切监测血压条件下使用短效降压药维持血压稳定在正常或发病前水平。常用尼卡地平、拉贝洛尔和艾司洛尔等降压药。颅内高压征象明显并有脑疝形成趋势者，可行脑室引流。

2.动脉瘤的介入和手术治疗

动脉瘤夹闭或血管内治疗是预防 SAH 再出血最有效的治疗方法。应尽可能完全闭塞动脉瘤。治疗方式的选择应根据患者的病情及动脉瘤的特点由多学科医生讨论决定。Hunt 和 Hess 临床分级≤Ⅲ级时，推荐发病 3 天内尽早进行；Ⅳ、Ⅴ级患者手术治疗或内科治疗的预后均差，是否需介入或手术治疗仍有较大争议，但经内科治疗病情好转后可行延迟性（10～14 天）介入或手术治疗。

3.预防再出血的药物治疗

早期短程（＜72 h）应用抗纤溶药物结合早期治疗动脉瘤，随后停用抗纤溶药物，并预防低血容量和血管痉挛（包括同时使用尼莫地平），是较好的治疗策略。若患者的血管痉挛风险低和（或）推迟手术能产生有利影响，也可用抗纤溶药物预防再出血。抗纤溶药物可抑制纤溶酶形成，推迟血块溶解和防止再出血。常用的有：①6-氨基己酸（EACA）：先用 4～6 g 加入生理盐水 100 mL 中静滴，15～30 min 内滴完，再以 1 g/h 持续静滴 12～24 h。之后 24 g/d 持续 3～7 天，逐渐减至 8 g/d，维持 2～3 周。肾功能障碍者慎用。②氨甲苯酸（PAMBA）：0.1～0.2 g 加入 5%葡萄糖或生理盐水中静滴，2～3 次/天。③巴曲酶（立止血）：每次 2 kU 静注，1～2 次/天。对高龄患者，脑动脉硬化明显，或既往有过脑梗死、糖尿病或其他可致缺血性脑血管病危险因素者应慎用，或减半量使用。在用药过程中应密切观察，如有脑梗死征象应及时停药。

4.脑血管痉挛防治

早期使用尼莫地平能有效减少 SAH 引发的不良结局，改善患者预后。尼莫地平口服每次 40～60 mg，4～6 次/天，连用 21 天；或用尼莫地平（尼莫通）按 0.5～1.0 mg/h 的速度持续静滴（通常用微泵控制滴速），7～14 天为一个疗程。应在破裂动脉瘤的早期管理阶段即开始防治 CVS，维持正常循环血容量，避免低血容量。在出现迟发性脑缺血时，推荐升高血压治疗。不建议容量扩张和球囊血管成形术来预防 CVS 的发生。症状性 CVS 的可行治疗方法是脑血管成形术和（或）选择性动脉内血管扩张器治疗。

5.脑积水的治疗

SAH 急性期合并症状性脑积水应进行脑脊液分流术治疗。对 SAH 合并慢性症状性脑积水患者，应行永久的脑脊液分流术。

6.癫痫的防治

在SAH的早期,患者可使用预防性抗惊厥药。不推荐对患者长期用抗惊厥药,但若患者有以下危险因素,如癫痫发作史、脑实质血肿、脑梗死或大脑中动脉瘤,可考虑应用。

7.放脑脊液疗法

用于SAH后脑室积血扩张或形成铸型出现急性脑积水,经内科保守治疗症状加剧,伴有意识障碍,或老年患者伴有严重心、肺、肾等器官功能障碍而不能耐受开颅手术者。每次释放脑脊液10～20 mL,每周2次,可以促进血液吸收,缓解头痛,减少CVS。但应警惕脑疝、颅内感染和再出血的危险,应严格掌握并遵循适应证。

第五章　重症监护

第一节　急性左心衰肺水肿患者的监护

当肺泡毛细血管内压快速超过 30 mmHg 时，血管内的液体会渗出到肺组织间隙和肺泡内，引起突发性呼吸困难、发绀、咯血性泡沫样痰及肺部湿啰音等特征性表现，称为急性肺水肿。可见于多种心肺疾病、吸入刺激性气体、重症胰腺炎、脑外伤、高原肺水肿等疾病，最常见的为急性左心衰竭所引起的心源性肺水肿。

引起急性心源性肺水肿的疾病有下列 4 类：①急性弥漫性心肌损害，如急性心肌炎、急性广泛性心肌梗死等。②急性机械性阻塞，如严重的二尖瓣、主动脉瓣狭窄、二尖瓣口黏液瘤或血栓嵌顿、左室流出道梗阻、严重高血压等。③急性容量负荷过重，如急性心脏乳头肌功能不全、腱索断裂、瓣膜或室间隔穿孔、主动脉窦瘤破入心脏、静脉输血或输液过多过快等情况。④急性心室舒张受限，如急性心包压塞、严重的快速性心律失常等。

一、急性心源性肺水肿的发病机制

上述各种病因使左心室排血受阻，在室内舒张末期压力升高，继而逆行引起左心房压和肺静脉压升高，肺循环血流回心受阻，发生肺淤血，肺毛细血管压随之升高，使液体外渗急速增加，而血管和淋巴管引流还来不及相应增加，从而引起肺水肿。

二、临床表现

急性心源性肺水肿典型发作为突然出现的严重呼吸困难，呼吸可达 30～40 次/分。端坐呼吸，频发咳嗽，面色苍白，口唇青紫，大汗，常咯出泡沫样痰。严重者可从口腔和鼻腔内涌出大量粉红色泡沫样痰，发作时心率、脉搏增快，心音低钝、心尖可闻及舒张期奔马律，血压开始升高，随后降至正常或低于正常。脉搏细数，两肺布满湿啰音和哮鸣音，此时心音常被肺部啰音所掩盖。

三、一般监护

1.减轻心脏负荷

(1)休息：限制体力活动，保证充足的睡眠。根据心功能情况决定休息原则。轻度心衰者(心功能二级)可适当活动，增加休息；中度心衰者(心功能三级)应限制活动，增加卧床休息；重度心衰者(心功能四级)应绝对休息,待病情好转后,活动量可逐渐增加以不出现心力衰竭症状为限,对需要长期卧床的患者定时帮助其进行被动的下肢运动。

(2)饮食:低钠、低盐、低热量易消化饮食为宜,应少量多餐,避免过饱。控制钠盐的摄入,一般限制在每日 5 g 以下,切忌盐腌制品。中度心衰的患者,每日盐的摄入量应为 3 g;重度者控制在 1 g 以内。

(3)防止便秘,保持大便通畅注意患者大便情况,有便秘者饮食中需增加粗纤维食物,必要时给缓泻剂或开塞露。

2.缓解呼吸困难

(1)注意室内空气的流通,患者的衣服应宽松,以减少患者的憋闷感。

(2)给予舒适的体位,采取半卧或坐位。

(3)吸氧一般为低流量吸氧,为 2 L/min,肺源性心脏病为 1～2 L/min。

3.控制液体量

(1)精确记录液体出入量,维持液体平衡。

(2)每日测量体重,宜安排在早餐前,使用同一体重计测量。

(3)严格控制钠和水的摄入。

4.应用洋地黄类药物的护理

(1)给药前应先检查心率,若心率低于 60 次/分,则禁止给药。

(2)注意询问患者有无恶心、呕吐、乏力、黄视、绿视或当患者心电图出现各种心律失常表现时,应及时通知医生。

(3)嘱患者服用地高辛时,若上次药漏服,再次服药时不要补服,以免剂量增加而致中毒。

(4)当患者发生洋地黄中毒时,应立即停用所有洋地黄制剂及排钾利尿剂,遵医嘱给予纠正心律失常的药物。

5.应用利尿剂者,监测有无电解质平衡失调、利尿剂过量的表现

(1)低钾:乏力、腹胀、肠鸣音减弱、心律失常等。

(2)低镁:易怒、惊厥、心律失常等。

(3)高钾:尿量减少、心电图改变。

(4)利尿剂过量的表现:体重下降严重,低血压,虚弱,血清尿素氮(BUN)升高,肌酐升高、低血钾、低血钠、低血容量、嗜睡、直立性低血压、肌肉痉挛、代谢性碱中毒。利尿剂的应用时间选择早晨或日间为宜,避免夜间排尿过频影响休息。

6.创造安全、信任的环境

工作人员在患者面前避免不必要的谈话,医务人员在抢救时必须保持镇静,操作熟练,忙而不乱,使患者产生安全感与信任感,以减少患者的误解和恐惧或焦虑,鼓励家属适当探视,必要时可留家属陪伴患者,护士应与患者及家属保持密切接触,提供情感支持。

四、急性肺水肿的紧急处理

1.病情监测

严密监测血压、呼吸、血氧饱和度、心率、心电图,检查血电解质、血气分析等,准确记录出入

量。观察呼吸频率和深度、意识、精神状态、皮肤颜色及温度、肺部啰音的变化，若发现患者有意识障碍、四肢湿冷、血压下降等休克表现时，立即报告医生，配合抢救。

2.体位选择

立即协助患者取坐位，双腿下垂，以减少静脉回流，减轻心脏负荷。

3.氧疗

通过氧疗将血氧饱和度维持在95%～98%的水平是非常重要的，以防出现脏器功能障碍甚至多器官功能衰竭。首先应保证气道开放，立即给予高流量鼻导管酒精湿化给氧(氧流量6～8 L/min、酒精30%～50%)，有助于消除肺泡内的泡沫。病情严重的给予面罩给氧或采用无气管插管的通气支持，包括持续气道正压通气(CPAP)或无创性正压机械通气(NIPPV)。

4.正确应用药物

迅速开放两条静脉通道，遵医嘱正确使用药物，观察疗效与不良反应。

(1)吗啡：吗啡可使患者镇静，降低心率，同时扩张小血管而减轻心脏负荷。早期给予吗啡3～5 mg静脉注射，必要时可重复应用1次。观察患者有无呼吸抑制或心动过缓。

(2)利尿剂：如呋塞米20～40 mg静脉注射，4 h可重复1次。

(3)血管扩张剂：可选用硝普钠、硝酸甘油或酚妥拉明静脉滴注，严格按医嘱定时监测血压，有条件者用输液泵控制滴速，根据血压调整剂量，维持收缩压在100 mmHg左右，对原有高血压者血压降低幅度(绝对值)以不超过80 mmHg为度。

①硝普钠：为动、静脉血管扩张剂。一般剂量12.5～25 μg/min开始。硝普钠含有氰化物，连续使用不得超过24 h。硝普钠见光易分解，应现配现用，避光滴注。

②硝酸甘油：可扩张小静脉，降低回心血量。一般从10 μg/min开始，每10 min调整1次，每次增加5～10 μg。

③酚妥拉明：为α受体阻滞剂，以扩张小动脉为主。以0.1 mg/min开始，每5～10 min调整1次，最大可增至1.5～2 mg/min。

(4)洋地黄制剂：尤其适用于快速心房颤动或已知有心脏增大伴左心室收缩功能不全的患者。可用去乙酰毛花苷C静脉注射，首剂0.4～0.8 mg，2 h后酌情再给0.2～0.4 mg。

(5)氨茶碱：对解除支气管痉挛有效，并有一定的正性肌力及扩血管、利尿作用，缓慢静脉滴注给药。

(6)其他：如地塞米松10～20 mg静脉注射，可改善心肌代谢和减轻肺毛细血管通透性。或用止血带轮流结扎四肢，以减少回心血量。

5.积极治疗原发病

治疗原发病，避免可导致增加心力衰竭危险的行为(如吸烟、喝酒)，积极解除加重急性左心衰竭的诱因，避免感染(尤其是呼吸道感染)、过度劳累、情绪激动、输液过多过快等、做好基础护理和生活护理。

第二节 静脉血栓栓塞患者的监护

肺栓塞(pulmonary embolism,PE)是指各种栓子阻塞肺动脉系统时所引起的一组以肺循环和呼吸功能障碍为主要临床表现和病理特征的临床综合征,导致肺栓塞的栓子可以是脂肪、羊水和空气,当栓子为血栓时,称为肺血栓栓塞症(pulmonary thromboembolism,PTE)。

PTE与中心静脉血栓形成(DVT)是一种疾病过程中的不同部位、不同阶段的表现,两者合称为静脉血栓栓塞症(VTE)。

一、危险因素

1.高危因素

(1)长期卧床、治疗性制动、长途旅行等。

(2)下肢骨折。

(3)大手术后。

(4)有静脉血栓栓塞史。

(5)恶性肿瘤,尤其是胰腺和前列腺的肿瘤。

(6)妊娠。

2.一般危险因素

(1)肥胖。

(2)心血管疾病如脑卒中、急性心肌梗死、心力衰竭等。

(3)高龄。

(4)吸烟每日25支以上。

(5)使用中心静脉导管。

(6)人工假体植入。

(7)使用雌激素如口服避孕药。

二、临床表现

1.肺栓塞

(1)呼吸困难:多于栓塞后即刻出现不明原因的呼吸困难及气促,并在活动后明显,呼吸频率>20次/分,为PTE最多见的症状。

(2)胸痛:PTE引起的胸痛包括胸膜炎性胸痛或心绞痛性胸痛。

(3)晕厥:可为PTE的唯一或首发症状,表现为突然发作的一过性意识丧失。

(4)烦躁不安、惊恐甚至濒死感:由于严重的呼吸困难和剧烈胸痛引起,为PTE的常见症状。

(5)咯血:常为小量咯血,急性PTE时,咯血主要反映局部肺泡的血性渗出,并不意味病情严重。当呼吸困难、胸痛和咯血同时出现时称为“肺梗死三联征”。

(6)咳嗽:早期为干咳或伴有少量白痰。

(7)颈静脉充盈或异常波动,心率加快,严重时可出现血压下降甚至休克。

2.中心静脉血栓形成

中心静脉血栓形成的表现,如肺栓塞继发于下肢中心静脉血栓形成,可伴有患肢肿胀、周径增粗、疼痛或压痛、皮肤色素沉着和行走后患肢易疲劳或肿胀加重。

三、护理措施

护理措施主要有如下几方面。

(1)纠正缺氧,应立即根据缺氧严重程度选择适当的给氧方式。

(2)患者应绝对卧床休息,抬高床头,指导患者进行深慢呼吸、采用放松疗法等方法减轻恐惧心理,以降低耗氧量。

(3)严密监测患者的呼吸、心率、血压、血氧饱和度、动脉血气及肺部体征的变化,当出现呼吸加速、浅表、动脉血氧饱和度降低、心率加快等表现,提示呼吸功能受损、机体缺氧。

(4)监测患者有无烦躁不安、嗜睡、意识模糊、定向力障碍等缺氧的表现。

(5)监测患者有无颈静脉充盈度增高、肝大、肝颈静脉回流征阳性、下肢水肿及静脉压升高等右心功能不全的表现。当较大的肺动脉栓塞后,可使左心室充盈压降低,心排血量减少,因此需严密监测血压和心率的改变。

(6)溶栓治疗后,如出现胸前导联T波倒置加深可能是溶栓成功、右心负荷减轻、急性右心扩张好转的反应。严重缺氧的患者可导致心动过速和心律失常,须严密监测患者的心电改变。

(7)遵医嘱及时、正确给予抗凝药及溶栓制剂,监测疗效及不良反应。

(8)消除再栓塞的危险因素。

1)急性期:患者绝对卧床休息,避免下肢过度屈曲,一般在充分抗凝的前提下卧床2~3周。

2)保持大便通畅,避免用力,以防下肢血管内压力突然升高,使血栓再次脱落形成新的危及生命的栓塞。

3)恢复期:预防下肢血栓形成,患者仍需卧床,下肢需进行适当的主动活动或被动关节活动,穿抗栓袜或气压袜,不可只在小腿下放置垫子或枕头,以免加重下肢循环障碍。

4)观察下肢中心静脉血栓形成的征象:由于下肢静脉血栓形成以单侧下肢肿胀最为常见,因此需测量和比较双侧下肢周径,并观察有无局部皮肤颜色的改变,如发绀等。

(9)如患者出现右心功能不全的症状,遵医嘱给予强心剂,限制水、钠摄入,并按肺源性心脏病护理。

(10)患者心排血量减少出现低血压甚至休克时,遵医嘱给予静脉输液和升压药物,记录液体出入量,当患者同时伴有右心功能不全时尤应注意液体出入量的调整,平衡低血压需输液和心功能不全需限制液体之间的矛盾。

(11)当患者突然出现严重呼吸困难和胸痛时,医务人员应保持冷静,避免紧张慌乱的气氛加重患者的恐惧心理,用患者能理解的词句和方式解释设备、治疗措施和护理操作,缓解患者的焦虑情绪,取得患者的配合。

(12)遵医嘱应用镇静、止痛、镇咳等相应的对症治疗措施,注意观察疗效和不良反应。

四、健康指导

对患者进行指导，主要内容如下。

(1)指导患者避免长时间坐位、架腿坐位、站立不活动、穿束膝长筒袜等，以防止增加静脉血流瘀滞。

(2)指导卧床患者进行床上肢体活动，病情允许时协助患者早期下床活动，不能活动的患者进行被动关节活动，不能活动的患者将腿抬高至心脏以上水平，以促进下肢静脉血液回流。

(3)穿加压弹力抗栓袜，促进下肢血液回流。

(4)指导患者适当增加饮水量，防止血液浓缩。

(5)指导患者遵医嘱应用抗凝药防止血栓形成。

(6)长期卧床的患者出现一侧肢体疼痛、肿胀，应注意 DVT 发生的可能，在存在相关发病因素的情况下，突然出现呼吸困难、胸痛、咯血等症状，应注意 PTE 的可能，需及时就诊。

第三节　急性呼吸衰竭患者的监护

由于多种突发致病因素使通气和换气功能迅速出现严重障碍，在短时间内发展为呼吸衰竭。因机体不能很快代偿，如不及时抢救，将危及患者生命。

一、临床表现

急性呼吸衰竭主要表现如下。

(1)呼吸困难：早期表现为呼吸频率增加，病情严重时出现呼吸困难，辅助呼吸肌运动增加，可出现三凹征。

(2)发绀：是缺氧的典型表现。当动脉血氧饱和度(SaO_2)低于 90%时，出现口唇、指甲和舌发绀。发绀的程度与还原型血红蛋白含量相关，因此红细胞增多者发绀明显，而贫血患者则不明显。

(3)精神-神经症状：可迅速出现精神错乱、狂躁、昏迷、抽搐等症状。CO_2潴留加重时导致肺性脑病，出现抑制症状，表现为表情淡漠、肌肉震颤、间歇抽搐、嗜睡甚至昏迷等。

(4)循环系统表现：多数患者出现心动过速，严重缺氧和酸中毒时，可引起周围循环衰竭、血压下降、心肌损害、心律失常甚至心搏骤停。CO_2潴留者出现体表静脉充盈、皮肤潮红、温暖多汗、血压升高。

(5)消化和泌尿系统表现：严重呼吸衰竭时可损害肝、肾功能，并发肺心病时出现尿量减少。部分患者可引起应激性溃疡而发生上消化道出血。

二、护理措施

(1)保持呼吸道通畅：及时清除呼吸道分泌物，遵医嘱应用支气管舒张药，缓解支气管痉挛，上述方法不能保持气道通畅时建立人工气道以方便吸痰和机械通气治疗。

(2)氧疗：Ⅰ型呼吸衰竭可给予较高浓度吸氧(35%～50%)；Ⅱ型呼吸衰竭应低浓度吸氧(<35%)。

(3)增加通气量，减少CO_2潴留应用呼吸兴奋剂，对于呼吸衰竭严重，用药不能有效改善缺氧和CO_2潴留时需考虑机械通气。

(4)抗感染及病因治疗。

(5)纠正酸碱平衡失调，急性呼衰患者常容易合并代谢性酸中毒，应及时加以纠正。

(6)给予高蛋白、高脂肪、低糖饮食，必要时给予鼻饲、静脉营养。应少食多餐，进食时维持氧疗，防止气短和进餐时血氧降低。

(7)支持治疗：重症患者需转入ICU进行积极抢救和监护，预防和治疗肺动脉高压、肺源性心脏病、肺性脑病、肾功能不全和消化道功能障碍，尤其要防治多器官功能障碍综合征。

三、健康教育

应对患者及家属进行健康教育，主要包括以下内容。

(1)给予患者及家属心理支持，保持良好的精神状态，增强治疗疾病的信心，积极配合治疗。

(2)指导患者加强营养，适当活动，增强机体免疫力，预防呼吸道感染。

(3)遵医嘱定期复查。

第四节　急性呼吸窘迫综合征患者的监护

急性呼吸窘迫综合征(acute respiratory distress syndrome，ARDS)是多种原因引起的一种急性呼吸衰竭，患者原来的心、肺功能大多正常，由于肺外或肺内的原因引起了肺毛细血管渗透性增加形成肺水肿，导致进行性呼吸困难、顽固性低氧血症、肺顺应性降低，胸片显示两肺弥散性浸润阴影。

一、临床表现

(1)呼吸窘迫，呼吸频率快，>35次/分，出现发绀，并逐步加重，高浓度氧疗后不能纠正。

(2)烦躁不安、焦虑、大汗等表现。

(3)早期仅闻及双肺干啰音、哮鸣音，后期出现呼吸音减低，有水泡音等。

(4)最常见的体征为呼吸急促、心动过速，呼吸用力增加的体征(吸气时肋间肌的收缩和辅助呼吸肌的应用)。若ARDS是由脓毒血症或严重创伤所致，即常有低血压或休克的体征。

(5)血气分析检查PaO_2<8 kPa(60 mmHg)，PCO_2>4.6 kPa(35 mmHg)。

二、治疗原则

1.纠正低氧血症

机械通气是ARDS的关键性治疗措施。ARDS通气治疗的基本原则：提供患者基本的氧合和通气需要的同时，应尽力避免通气所致肺损伤。就是说，以最低的吸氧浓度，最小的压力或容量代价来完成有效的气体交换。ARDS的通气方式中首选无创性通气。应用呼吸机辅助时，主张遵循“肺保护策略”的原则，常用通气模式为压力预置型通气（PPV）和容量预置型通气（VPV）。

2.适当补液

一方面要维持适当的有效循环血量，以保证肺和心、脑、肾等重要脏器的血流灌注；另一方面，又要避免过多补液，增加肺毛细血管流体静压，增加液体经肺泡毛细血管膜外渗而加重肺水肿。通常情况下，ARDS患者的每日摄入量应限于2 000 mL以内，允许适量的体液负平衡。胶体液的补充一般限于血浆低蛋白者。

3.应用肾上腺皮质激素

肾上腺皮质激素的作用是：①抗炎作用，减轻肺泡壁的炎性反应；②减少血管渗透性，保护肺毛细血管内皮细胞；③稳定细胞溶酶体作用，维护肺泡细胞分泌表面活性物质功能；④缓解支气管痉挛；⑤减轻组织的纤维化。

4.基础疾病与对症治疗

减轻或消除致病因素，采取脱水、抗感染治疗等。

三、监护

（一）呼吸功能监护

（1）动脉血氧分压（PaO_2）：PaO_2是评价肺功能的基本指标。在ARDS患者，即使$FiO_2>60\%$，PaO_2常低于6.67 kPa（50 mmHg）。一般$PaCO_2$的变化是：早期因过度通气而降低，中期可正常，晚期因通气不足而升高。

（2）肺泡-动脉血氧分压差[$P_{(A-a)}O_2$]：$P_{(A-a)}O_2$是判断氧从肺泡进入血液难易的标志，反映氧的交换效率。正常值<1.33 kPa（10 mmHg），吸纯氧15 min后可达4.67～6.67 kPa（35～50 mmHg）。任何原因所致的通气/血流比例失调、弥散功能障碍或肺内分流增加均可使$P_{(A-a)}O_2$增大，当吸入纯氧时，消除了前两项引起的$P_{(A-a)}O_2$增大，此时反映了肺内分流的增加。ARDS患者因肺内广泛存在大量肺泡群萎陷，肺内分流量明显增加。因此，无论是在呼吸空气或吸纯氧时，$P_{(A-a)}O_2$均明显增加。当吸入纯氧15 min后，ARDS患者的$P_{(A-a)}O_2>26.7～66.7$ kPa（200～500 mmHg）。

（3）氧合指数：ARSD患者由于存在严重肺内分流，PaO_2降低，提高吸氧浓度并不能提高PaO_2，因此氧合指数常降至100～250。

（4）呼出气的CO_2浓度：呼出气的CO_2浓度在潮气末最高，接近肺泡气中CO_2水平。呼出气的CO_2浓度或分压可用无创的方法连续监测。呼气末的CO_2分压（$P_{ET}CO_2$）基本反映了整体肺的肺泡气中的CO_2分压，同$PaCO_2$有良好的相关性。呼出气的CO_2浓度正常值为5%，$P_{ET}CO_2$正常值为5.1 kPa（38 mmHg）。$P_{ET}CO_2$的绝对值和相对变化值对临床均有很大的指导意义。

动脉血-呼气末CO_2分压差[$P_{(a-EP)}CO_2$]：可作为选择最佳PEEP的指标。由于$P_{ET}CO_2$受

血液运送 CO_2 的影响，如通气量不变，呼出气 CO_2 量发生变化，即可反映肺血流状态。因此 $P_{(a-EP)}CO_2$ 反映了肺内通气/血流比值的关系，通气/血流比值增大，$P_{(a-EP)}CO_2$ 也增大；$P_{(a-EP)}CO_2$ 正常，说明通气/血流比值也适当。PEEP 可减少肺内分流量，改善通气/血流比值，使 $P_{(a-EP)}CO_2$ 降低，$PaCO_2$ 增高。但若 PEEP 过大，使心排血量下降，$PaCO_2$ 反而降低，因而可以认为 $P_{(a-EP)}CO_2$ 每小时的 PEEP 为最佳的 PEEP。

(5)呼吸指数：呼吸指数＝$P_{(A-a)}O_2/PaO_2$，正常值 0.1～0.37。ARDS 患者因 $P_{(A-a)}O_2$ 增大和 PaO_2 降低，呼吸指数常＞1。

(二)临床监护

对于 ARDS 患者，应加强临床监护，发现下列病情变化，及时报告医生并协助迅速处理。

1.生命体征变化

(1)呼吸：观察呼吸频率：若呼吸频率＞28 次/分，常为病情加重的预警信号；观察呼吸节律和形态；观察呼吸肌疲劳情况：表现为呼吸浅快，吸气时胸骨上窝、锁骨上窝、肋间隙凹陷；观察膈肌衰竭情况：表现情况为反常呼吸，即吸气时下胸壁内陷，呼气时腹壁外凸；观察中枢性呼吸衰竭情况：表现为呼吸浅慢、节律不整或睡眠呼吸暂停。

(2)心律和心率：心率增快，见于低氧血症、高碳酸血症等；心率减慢，见于严重低氧血症，当 $PaO_2 \leqslant 25$ mmHg 时，可发生房室传导阻滞或猝死。

(3)血压：血压升高见于急性二氧化碳潴留。$PaCO_2$ 上升 10 mmHg，血压亦即升高，脉压加大；血压下降见于严重低氧血症，重症可发生休克。

(4)意识状态：急性缺氧可表现为兴奋、烦躁、头痛，严重者意识障碍、惊厥；急性二氧化碳潴留表现为头痛，严重者可有瞳孔缩小、嗜睡或昏迷；慢性二氧化碳潴留者，$PaCO_2$ 虽升高达到 10.6 kPa(80 mmHg)，但由于代偿机制，患者仍可清醒。在合并缺氧时，同时 pH＜7.2，可出现嗜睡或昏迷。

2.皮肤黏膜色泽变化

(1)皮肤苍白、口唇发绀等缺氧表现。

(2)皮肤潮红、多汗、结膜充血等 CO_2 潴留表现。

第五节　重症胰腺炎患者的监护

急性胰腺炎是指胰腺分泌的消化酶引起胰腺组织自身消化的化学性炎症。重症伴腹膜炎、休克等并发症。

一、临床表现

(1)急性上腹痛。

(2)恶心、呕吐、腹胀

(3)发热。

(4)血、尿淀粉酶增高

(5)腹膜炎。

(6)低血压或休克。

二、体征

患者主要体征如下。

(1)患者表情痛苦,呈急性重症面容,呼吸急促、脉搏增快、血压下降。

(2)腹肌紧张,全腹显著压痛和反跳痛,伴麻痹性肠梗阻时有明显腹胀,肠鸣音减弱或消失。可出现移动性浊音,腹水多呈血性。

(3)少数患者由于胰酶或坏死组织液沿腹膜后间隙渗到腹壁下,致两侧腰部皮肤呈暗灰蓝色。呈 Grey-Turner 征,或出现脐周皮肤青紫,称 Cullen 征。

(4)如有胰腺囊肿或假性囊肿形成,上腹部可叩击肿块。胰头炎性水肿压迫胆总管时,可出现黄疸。

(5)低血钙时有手足抽搐,提示预后不良。

三、并发症

主要并发症如下。

(1)局部并发症:胰腺脓肿和假性囊肿。

(2)全身并发症:急性肾衰竭、急性呼吸窘迫综合征、心力衰竭、消化道出血、胰性脑病、弥散性血管内凝血、肺炎、败血症、高血糖等,病死率极高。

四、应急措施

如患者出现神志改变、血压下降、尿量减少、皮肤黏膜苍白、冷汗等低血容量性休克的表现,应积极配合医生进行抢救。

(1)迅速准备好抢救用物。

(2)患者取平卧位,注意保暖,给予吸氧。

(3)尽快建立静脉通道,遵医嘱输注液体、血浆或全血,补充血容量。

(4)必要时测中心静脉压,以决定输液量和速度。

(5)如循环衰竭持续存在,遵医嘱用升压药。

五、护理措施

(1)绝对卧床休息:患者绝对卧床休息以降低机体代谢率,增加脏器血流量,促进组织修复和体力恢复,协助患者取弯腰、屈膝侧卧位,以减轻疼痛,剧痛辗转不安者应防止坠床,周围不要有危险物品,以保证安全。

(2)饮食营养护理:遵医嘱禁食水,行胃肠减压,以减少胰腺的分泌,此期间给予静脉营养,合理安排各种营养物质滴注的先后顺序,向患者及家属解释禁饮食的意义,患者口渴时可含漱或湿润口唇,做好口腔护理,疼痛基本消失后可少量进食碳水化合物流质饮食,应缓慢逐渐恢复正常饮食，禁食油腻，以利于胰腺功能逐步恢复。

重症胰腺炎患者长期不能进食，且机体处于高分解代谢状态，患者多处于负氮平衡状态，需加强营养治疗。早期行胃肠外营养，待胃肠道功能恢复、病情稳定后逐步转向肠内营养。

(3)止痛：遵医嘱应用止痛药，禁用吗啡，以防 Oddi 括约肌痉挛，加重病情。监测用药后患者疼痛有无减轻，疼痛的性质和特点有无改变，若疼痛持续并伴高热，应考虑可能并发胰腺脓肿，如剧烈疼痛，腹肌紧张，压痛和反跳痛明显，提示并发腹膜炎，应报告医生及时处理。

(4)观察记录呕吐物：观察记录呕吐物的量、性质，行胃肠减压者，观察记录引流量和性质。观察患者皮肤黏膜的色泽与弹性有无变化，判断失水程度。

(5)定时留取标本：监测血、尿淀粉酶，血糖、电解质、血气的变化及生命体征的变化。

(6)注意有无多器官功能衰竭的表现：如尿少、呼吸急促、脉搏细速等。

(7)准确记录出入量：准确记录 24 h 出入量，作为补液依据，维持水、电解质平衡，禁食患者每天的液体入量需达到 3 000 mL 以上，以维持有效循环血容量，纠正酸碱平衡失调，给予静脉营养期间，尽可能行中心静脉置管，以防止静脉炎的发生。

六、健康指导

健康指导内容主要如下。

(1)帮助患者及家属正确认识胰腺炎易复发的特性，强调预防复发的重要性。教育患者积极治疗胆道疾病，注意防治胆道蛔虫，消除诱发胰腺炎的因素。

(2)平时应养成规律进食习惯，避免暴饮暴食。腹痛缓解后应从少量低脂、低糖饮食开始逐渐恢复正常饮食，避免刺激性强、产气多、高脂肪、高蛋白饮食，告知患者饮酒与胰腺炎的关系，强调戒酒的重要性。

(3)遵医嘱门诊随访，密切观察腹部体征，若出现左上腹剧烈疼痛应及时就诊。

(4)保持良好的精神状态，避免情绪激动和过度疲劳。

第六节 糖尿病酮症酸中毒患者的监护

糖尿病代谢紊乱加重时，脂肪动员和分解加速，大量脂肪酸在肝脏经 β 氧化产生大量乙酰乙酸、β 羟丁酸和丙酮，三者统称为酮体。血清酮体积聚超过肝外组织的氧化能力时，血酮体升高称为酮血症，尿酮体排出增多称为酮尿，临床上统称为酮症。乙酰乙酸和 β 羟丁酸均为较强的有机酸，大量消耗体内储备碱，若代谢进一步加剧，血酮继续升高，超过机体的处理能力时，便发生代谢性酸中毒，称为糖尿病酮症酸中毒。

一、临床表现

患者临床表现主要如下。

(1)多数患者在发生意识障碍前感疲乏、四肢无力、极度口渴、多饮、多尿，随后出现食欲减退、恶心、呕吐。

(2)常伴有头痛、嗜睡、烦躁、呼吸深快有烂苹果味。

(3)病情进一步发展,出现严重失水、尿量减少、皮肤弹性差、眼球下陷、脉细速、血压下降。

(4)晚期各种反射迟钝甚至消失,嗜睡以至昏迷。

二、急救配合与护理

1.迅速建立液路

酮症酸中毒患者常有严重脱水,血容量不足,组织微循环灌注不足,补液后胰岛素才能发挥正常的生理效应。因此应立即建立2条静脉通路,一条用于胰岛素专用液路,另一条用于补液,准确执行医嘱,记录24 h液体出入量,确保胰岛素和液体的输入。

2.绝对卧床休息

患者绝对卧床休息,注意保暖,行心电监护,密切监测心律、心率、脉搏、呼吸、血压的变化,严密观察患者意识、血糖、血酮体、血钾、血气分析等,意识清醒的患者可对答交流,动态观察患者意识变化。昏迷患者应观察瞳孔大小及对光反应情况,经常呼唤患者,做好详细记录。

3.监测血糖

遵医嘱定时监测血糖变化,及时准确做好各种标本的采集和送检。

4.保持呼吸道通畅

给予低流量持续吸氧,密切观察呼吸的频率及节律,呼气中烂苹果味是否减轻。协助患者咳嗽、咳痰,及时清除呼吸道分泌物,昏迷患者将头偏向一侧,及时给予气管内吸痰,防止窒息。遵医嘱给予雾化吸入,以稀释痰液利于排出。

5.加强基础护理

预防感染,避免与其他感染性疾病患者及呼吸道疾病患者接触,病房保持清洁,温湿度适宜,每天定时通风,床单清洁、干燥、平整,指导患者养成良好的卫生习惯,保持口腔清洁,昏迷患者按昏迷常规护理,口腔护理2次/日,定时为患者翻身,2 h 1次,留置尿管患者保持尿管固定通畅,会阴护理2次/日,做好病情记录。

6.饮食护理

遵循糖尿病的饮食治疗原则,但患者由于酸中毒病情较重,有厌食、恶心、食欲不振等症状,应根据患者每天所需的热量制定符合患者病情的个体饮食方案,昏迷患者可鼻饲流质饮食,流质饮食中应加菜泥或菜汁。对意识清楚有咀嚼功能的患者应给予高纤维饮食,防止便秘,对肥胖、高血压的患者,摄入食盐应控制在每日3 g,行胰岛素注射后30 min进食。合理搭配饮食,宜食高蛋白、低脂、粗纤维含量较多的食物和蔬菜,增加胃肠蠕动促进排空,有利于控制血糖,如瘦肉、牛奶、南瓜、鱼类等,忌食油腻,禁食高胆固醇、高脂肪、油炸食物,忌烟酒。用胰岛素和口服药物治疗时,按时间服药,按时间进餐,以防低血糖发生。

7.适量运动

因人而异进行运动疗法,避免劳累,以餐后半小时运动为宜。患者外出时口袋中备糖块、饼干,感到全身乏力、出大汗、哆嗦、眼前发黑等低血糖症状发生时急用。

8.加强心理疏导

消除患者焦虑、恐惧、郁闷的情绪，提高患者的生活质量。

三、健康指导

(1)指导患者及家属加深对疾病的认识，使患者积极配合治疗。

(2)向患者详细讲解口服降糖药及胰岛素的名称、剂量、给药时间和方法，教会患者及家属测定血糖方法，皮下注射胰岛素方法。

(3)强调饮食治疗和运动疗法的重要性，并指导患者掌握具体实施及调整的原则和方法，做到生活规律，戒烟酒，注意个人卫生。

(4)患者及家属应熟悉急性并发症发生时，如：低血糖反应、酮症酸中毒、高渗性昏迷等的主要临床表现、观察方法及处理措施。

(5)告知患者定期复诊，患者外出时随身携带识别卡，发生紧急情况时能及时处理。

第七节　感染性休克患者的监护

休克(shock)是机体在多种病因侵袭下引起的以有效循环血容量骤减、组织灌注不足、细胞代谢紊乱和功能受损为共同特点的病理生理改变的综合征。休克发病急，进展快，若未能及时发现及治疗，细胞损害广泛扩散时，可导致多器官功能障碍综合征(MODS)或多系统器官衰竭(MSOF)，发展成为不可逆性休克引起死亡。

感染性休克(septic shock)主要由于细菌及毒素作用所造成。常继发于以革兰阴性杆菌为主的感染，如胆道化脓性感染、急性化脓性腹膜炎、绞窄性肠梗阻、尿路感染及败血症等，亦称内毒素性休克。革兰阴性杆菌释放的内毒素与体内的抗原抗体复合物作用，可引起血管痉挛及血管内皮细胞损伤；同时，内毒素可促使体内多种炎性介质释放，引起全身炎症反应综合征(systemic inflammatory response syndrome，SIRS)。感染性休克是重症监护病房内的主要死亡原因之一。

一、临床表现

感染性休克的血流动力学有低动力型(低排高阻型)和高动力型(高排低阻型)两种。

1.低动力型(低排高阻型)

临床表现为冷休克。冷休克时外周血管收缩，阻力增高，微循环瘀滞，大量毛细血管渗出，使血容量和心排血量降低。表现为体温突然降低，躁动不安、淡漠或嗜睡；面色苍白、发绀、花斑样；皮肤湿冷；脉搏细数，血压降低，脉压减小(<30 mmHg)，尿量骤减(<25 mL/h)。

2.高动力型(高排低阻型)

临床表现为暖休克。暖休克较少见。常出现于革兰阳性菌感染引起的休克早期，主要为外周血管扩张，阻力降低、心排血量正常或稍高。患者表现为神志清醒、疲乏、面色潮红、手足温暖、血压下降、脉搏慢搏动清楚。皮肤表现为干燥潮红，手足温暖，患者常有高热，若体温突升至40℃以上，则病情危重。但革兰阳性菌感染的休克后期亦可转变为冷休克。休克晚期心力衰竭，外周血管瘫痪即成为低排低阻型休克。

3.全身炎症反应综合征(SIRS)

表现为：①体温>38℃或<36℃；②心率>90次/分；③呼吸急促>20次/分或过度通气，$PaCO_2$<4.3 kPa；④白细胞计数>12×10/L或未成熟白细胞>10%。SIRS最终导致微循环障碍、代谢改变及器官功能衰竭。

二、监护

感染性休克的病理生理变化比较复杂，血流动力学又有不同的类型，故治疗比失血性休克困难。一般在休克未纠正以前，以治疗休克为主，同时抗感染。休克控制后，着重治疗感染。

1.取休克体位

仰卧中凹位，头部和躯干抬高20°～30°角，下肢抬高15°～20°角，以利于膈肌下移促进肺扩张，增加肢体回心血量，改善重要脏器的血供。

2.血流动力学监测

感染性休克主要以高心排血量和低外周血管阻力并导致组织灌注不足为特征。监测中心静脉压(CVP)、中心静脉压血氧饱和度($ScvO_2$)、心排血指数(CI)、心率(HR)、平均动脉压(MAP)、体循环阻力指数(SVRI)，并监测复苏前、复苏后动脉血气分析，记录血乳酸及剩余碱水平。在连续血流动力学监测下进行充分的液体复苏治疗，力求在6 h内达到早期复苏目标：①CVP 8～12 mmHg；②收缩压(SBP)>90 mmHg，MAP≥65 mmHg；③尿量≥0.5 mL/(kg·h)；④$ScvO_2$≥0.7。若液体复苏后CVP达到8～12 mmHg，而$ScvO_2$仍未达到0.7，需要输入浓缩红细胞使血细胞比容达到30%以上，或输入多巴酚丁胺以达到复苏目标。

3.严密观察病情

密切观察患者的意识、面唇色泽、肢端皮肤颜色、温度、尿量、体温、呼吸变化。准确记录出入量，留置尿管，动态监测尿量与尿比重。

4.维持有效的气体交换

保持气道通畅，给予面罩吸氧，氧浓度为40%～60%，氧流量为6～10 L/min，加强叩背排痰。严重呼吸困难者，应协助医生紧急行气管插管或气管切开，及时应用呼吸机辅助呼吸。密切观察呼吸频率、节律、深度，动态监测动脉血气，昏迷患者应将头偏向一侧，及时清除呼吸道分泌物，防止舌后坠及气道分泌物引起窒息。

5.用药监护

(1)应用抗生素：尽早处理原发感染灶。对未确定病原菌者，可根据临床判断联合使用广谱抗生素，再根据药物敏感试验结果调整为敏感而较窄谱的抗生素。严格按时间要求输入抗生素。

(2)补液监护：迅速建立2条以上静脉输液通道，确保液体顺利输入。

(3)血管活性药物：经补充血容量休克未见好转时，可考虑使用血管扩张剂。应用血管活性药时应用注射泵，保证单位时间内给药浓度和速度，监测血压变化，防止血压骤降或骤升引起不良后果，严防液体外渗。

(4)纠正酸碱失衡:感染性休克的患者,常有不同程度的酸中毒,应予以纠正。轻度酸中毒,在补足血容量后即可缓解。严重酸中毒者,经静脉输入5%碳酸氢钠200 mL,再根据血气分析结果补充用量。

(5)糖皮质激素:糖皮质激素能抑制体内多种炎性介质的释放、稳定溶血酶体膜、减轻细胞损害,缓解SIRS临床常用氢化可的松、地塞米松或甲泼尼龙龙缓慢静脉注射。应用时注意早期、足量,至多用48 h,密切观察胃液颜色、量及性质,观察有无急性胃黏膜病变的发生和免疫抑制等并发症。

(6)其他治疗:营养支持,处理DIC和重要器官功能不全。

6.加强基础护理

感染性休克暖休克高热时体温可升至40℃以上,应予以物理降温,应用冰帽置于头部,冰袋放于腋下、腹股沟等处降温,也可用4℃等渗盐水100 mL灌肠;必要时采用药物降温;调控室内温度。口腔护理2次/日,预防口腔黏膜病变;更换体位2 h/次,预防压疮发生;加强各种管道护理,预防相关并发症的发生。

7.加强与患者及其家庭成员的沟通

及时向患者及家属通报病情,做好患者及其家属的心理护理,使他们对该病有所了解,便于配合治疗和护理。

第八节　急性加重期慢性阻塞性肺疾病患者的监护

慢性阻塞性肺疾病(chroninic obstructive pulmonary disease,COPD)是一种具有气流受限特征的肺部疾病,气流受限不完全可逆,呈进行性发展。当慢性支气管炎和(或)肺气肿患者肺功能检查出现气流受阻并且不能完全可逆时则诊断为COPD,急性加重期是指在短期内咳嗽、咳痰、气短和(或)喘息加重、脓痰量增多、伴发热等症状。

一、临床表现

(1)咳嗽。

(2)咳痰、脓痰量增多。

(3)气促或呼吸困难。

(4)体重下降,食欲减退。

(5)发热。

二、实验室检查

1.肺功能检查

(1)重度:$FEV_1/FVC<70\%$,$30\%\leqslant FEV_1<50\%$预计值,有或无慢性咳嗽、咳痰症状。

(2)极重度:$FEV_1/FVC<70\%$,$FEV_1<30\%$预计值,或$FEV_1<50\%$预计值,伴慢性呼吸衰竭。

2.动脉血气分析

随着病情进展可出现低氧血症、高碳酸血症、酸碱平衡失调。

三、护理措施

1.保持气道通畅

(1)应用支气管扩张药,常选用β_2受体激动剂,如沙丁胺醇气雾剂,严重喘息者可给予较大剂量雾化治疗,密切观察药物疗效和不良反应。

(2)发生低氧血症者给予鼻导管持续低流量吸氧,氧流量为1～2 L/min,应避免氧浓度过高引起二氧化碳潴留。

(3)遵医嘱进行雾化吸入,协助患者有效咳痰,指导患者进行呼吸功能锻炼:训练患者缩唇呼吸、腹式呼吸,以加强胸、呼吸肌肌力和耐力,改善呼吸功能。

2.观察病情变化

(1)遵医嘱用药,根据病原菌种类及药物敏感试验,选用抗生素积极治疗,如出现持续性气道阻塞,可使用糖皮质激素,注意观察疗效和不良反应。

(2)观察咳嗽、咳痰、呼吸困难的程度,监测动脉血气分析和水、电解质、酸碱平衡情况。

3.采取舒适的体位

晚期患者宜采取身体前倾位,使辅助呼吸肌参与呼吸,室内保持合适的湿温度,冬季注意保暖,避免直接吸入冷空气。进行心理疏导,缓解焦虑情绪,与患者及家属共同制定和实施康复计划。

四、健康指导

1.帮助患者了解COPD的相关知识

识别使病情恶化的因素,戒烟是预防COPD的重要措施,避免粉尘和刺激性气体的吸入,避免和呼吸道感染患者接触,预防感冒。

2.心理疏导

引导患者适应慢性病并以积极的心态对待疾病,培养生活兴趣,缓解焦虑、紧张的精神状态。

3.饮食指导

应进食高热量、高蛋白、高维生素饮食,正餐进食量不足时,应安排少量多餐,避免在餐前和进餐时过多饮水,餐后避免平卧,有利于消化。腹胀的患者应进软食,细嚼慢咽,避免进食产气食物及易引起便秘的食物。

4.康复锻炼

使患者理解康复锻炼的意义,充分发挥患者的主观能动性,制定个体化的锻炼计划,选择空气新鲜、安静的环境,进行步行、慢跑等体育锻炼,合理安排工作和生活。

5.家庭氧疗

指导患者及家属了解氧疗的目的、必要性、注意事项、安全措施等,氧气装置周围严禁烟火,防止氧气燃烧爆炸,氧气装置定期更换、清洁、消毒。

第九节 重症支气管哮喘患者的监护

支气管哮喘是嗜酸性粒细胞、肥大细胞和T淋巴细胞等多种炎性细胞参与的气道慢性炎症。这种炎症使易感者对各种激发因子具有气道高反应性，并引起气道缩窄、反复发作性的喘息、气急、胸闷或咳嗽等症状，常在夜间和(或)清晨发作和加重。重症患者症状频繁发作，严重影响睡眠，体力活动受限，PEF或PEV_1＞60％预计值，PEF变异率＞30％。

一、临床表现

(1)呈端坐呼吸，呼吸频率＞30次/分，哮鸣音响亮而弥漫，PaO_2＜60 mmHg，$PaCO_2$＞45 mmHg，血氧饱和度≤90％，常有焦虑和烦躁。

(2)明显发绀，大汗淋漓，心率加快＞120次/分，收缩压下降或出现奇脉。

(3)随着病情加重出现嗜睡、意识模糊，而哮鸣音减弱或不出现。

二、应急措施

持续雾化吸入β_2受体激动剂，或合用抗胆碱药，或静脉滴注沙丁胺醇或氨茶碱。静脉滴注糖皮质激素，维持水、电解质及酸碱平衡，纠正缺氧，如病情恶化缺氧状态不能纠正时，进行机械通气。

三、护理措施

(1)观察哮喘发作的前驱症状，如鼻咽痒、喷嚏、流涕、眼痒等黏膜过敏症状，哮喘发作时，观察患者的意识状态、呼吸频率、节律、深度及辅助呼吸肌是否参与呼吸运动等，监测呼吸音、哮鸣音变化，动脉血气和肺功能情况，了解病情和治疗效果，做好机械通气准备。

(2)有明确过敏者，应尽快脱离过敏原，保持室内宽敞明亮，适宜的温湿度，注意室内空气流通，不放花草，避免使用皮毛、羽绒或蚕丝织物，避免接触一切可疑变应原。

(3)端坐呼吸者提供床旁桌支撑，以减少体力消耗。给予心理疏导和安慰，缓解其紧张情绪。

(4)重症哮喘患者常伴有不同程度的低氧血症，应遵医嘱给予鼻导管或面罩吸氧，氧流量为1～3 L/min，吸入氧浓度一般＜40％。为避免气道干燥和寒冷气流的刺激而导致气道痉挛，吸入的氧气应尽量温暖湿润。在给氧过程中，监测动脉血气分析，经一般治疗无效，或患者出现神志改变，PaO_2＜60 mmHg，$PaCO_2$＞50 mmHg时，应准备进行机械通气。

(5)雾化吸入，指导患者进行有效咳痰，必要时吸痰。

(6)饮食以营养丰富，高维生素的流质或半流质饮食为主，少食油腻食物，忌食易过敏的食物，如鱼、蛋等；痰液黏稠时多饮水，哮喘发作时，患者呼吸增快，出汗常伴脱水，应适量增加饮水，避免进食冷、硬、油煎食物及与哮喘发作有关的食物，戒烟酒。

四、健康指导

1.提高患者对疾病的认识

指导患者增加对哮喘的诱发因素、发病机制、控制目的和效果的认知，提高患者的治疗依从性。

2.避免诱发因素

指导患者注意保暖，戴围巾或口罩避免冷空气刺激，避免接触刺激性气体及预防呼吸道感染，适当锻炼身体，有效控制哮喘发作的诱发因素，如避免摄入引起过敏的食物；避免强烈的精神刺激和剧烈运动；避免持续的喊叫等过度换气动作；不养宠物等。

3.自我监测病情

指导患者认识哮喘发作的先兆表现和病情加重的征象，学会哮喘发作时的紧急自我处理方法。

4.正确用药

指导患者及家属掌握正确的药物吸入技术，嘱患者随身携带止喘气雾剂，出现哮喘发作时，立即吸入并保持平静，以减轻哮喘发作。指导患者了解自己所用药物的名称、用法、用量、注意事项，与患者共同制定长期管理、防止复发的计划。

5.给予心理疏导

保持有规律的生活和乐观情绪，指导患者充分利用社会支持系统，为其身心康复提供各方面的支持。

第十节　急性肾功能不全患者的监护

急性肾功能不全(acute renal insufficienoy，ARI)是由多种原因引起的肾功能迅速恶化、代谢产物潴留，水、电解质和酸碱平衡紊乱为主要特征的一组综合征，包括由肾前性氮质血症、肾源性和肾后性原因引起的急性肾衰。

一、病因和发病机制

1.肾前性急性肾功能不全

各种原因引起的心排血量减少和血容量不足而引起肾灌注量减少和肾小球滤过率下降，形成肾前性氮质血症。如严重脱水、失血、烧伤、急性溶血及感染性休克等。

2.肾性急性肾功能不全

急性肾实质性疾病，如肾小球肾炎、溶血性尿毒综合征、紫癜性肾炎及肾毒性物质(如汞、砷、磺胺药、卡那毒素等)引起急性肾小管坏死。

3.肾后性急性肾功能不全

各种原因引起的急性尿路梗阻，导致急性肾衰竭，需见于结石、肿瘤、血块、坏死肾组织或前列腺增生所致的尿路梗阻;肿瘤蔓延、转移或腹膜后纤维化所致的粘连、压迫输尿管而引起尿路梗阻。

二、少尿期的临床表现

临床表现依病因及肾损害程度而异,且常被原发病所掩盖。一般分三期,即少尿期、多尿期和恢复期,其中少尿期的临床表现如下。

1.尿量减少

尿量急剧减少,甚至无尿。

2.进行性氮质血症

由于肾小球滤过率降低引起少尿或无尿,致使排出氮质和其他代谢物质减少,血浆肌酐和尿素氮升高,其升高速度与体内蛋白分解状态有关。

3.水、电解质紊乱和酸碱平衡紊乱

出现水中毒、高钾血症、代谢性酸中毒、低钙血症、高磷血症、低钠血症和低氯血症。

4.心血管系统表现

主要表现高血压、心力衰竭、心律失常、心包炎。

三、急性肾功能不全患者的监护

(一)病情观察

1.观察尿量

记录每小时及 24 h 尿量,在排除肾前与肾后性致尿少因素后,每小时及 24 h 尿量仍明显低于正常,要考虑肾功能损害的存在,少尿期持续时间愈长,预后愈差。当 24 h 尿量增至 400 mL 以上,即为多尿期的开始。

2.监测血流动力学

(1)记录血压、心律、心率、中心静脉压的动态改变,当数值增高时,要注意液体出入平衡,观察有无水肿及心衰的出现。

(2)观察心电图变化:血钾的升高使 T 波增高,甚至 QRS 波增宽,易发生严重的心律失常。

3.定时检验

(1)血、尿常规测定,每日早晨 1 次,临床可见尿颜色及比重改变,应严密观察,并分析其改变原因。

(2)血肌酐、尿素氮测定,每日 1 次。

(3)血 K^+、Na^+、Cl^-、CO_2CP 每日测定一次,每 3 天测定血 Ca^{2+}、Mg^{2+} 及血气分析。

4.其他

(1)贫血及出血倾向:如发现口鼻黏膜和皮肤出现瘀斑,应警惕 DIC 的发生。

(2)每 24 h 计算出入量:保持水、电解质平衡,以便及时纠正其紊乱。

(3)胸部 X 线片:心影扩,肺门增宽提示血容量过多,心脏功能可能出现异常,参照血流动力学的指标予以早期治疗。

(二)少尿或无尿期监护

1.限制入水量,消除水中毒

严格限制水入量,“量出为入”,宁少勿多,每日输液量=显性失水+不显性失水-内生水。每日测体重,使体重每日减轻0.5 kg,血钠高于130 mmol/L,中心静脉压在正常范围内。

2.饮食和营养

少尿期早期禁食蛋白质,3天后组织分解代谢减慢,可食少量蛋白质。给患者食用低蛋白、高糖、高维生素饮食。严格控制含钾的食物,减少钾、钠、氯的摄入。

3.纠正电解质紊乱和酸中毒

纠正高钾血症,可采用禁钾、抗钾、转钾和排钾,纠正酸中毒补充碱性液。低钠血症的纠正关键是控制水的入量。

4.预防感染

感染是急性肾功能不全的死亡原因之一,一般多发生肺、泌尿系统的感染,应注意消毒隔离,严格无菌操作,应用抗生素,但要特别避免使用对肾脏有毒性作用的药物。按要求做好口腔护理和尿管护理。定时更换体位,防压疮的发生。

5.透析疗法护理

急性肾功能不全患者,血尿素氮高于25 mmol/L,血肌酐高于442 mmol/L或血钾高于6.5 mmol/L,水中毒经一般处理无好转,酸中毒不易纠正者,即需要透析疗法。血液透析效果好。

四、应急措施

当血钾超过6.5 mmol/L,心电图表现异常,最有效的方法为血液透析,准备透析前应给予紧急处理,措施如下:

(1)5%碳酸氢钠100~200 mL静脉滴注。

(2)10%葡萄糖酸钙10~30 mL缓慢静脉推注。

(3)静脉滴注25%葡萄糖200 mL+胰岛素16~20 U。

(4)呋塞米20~200 mg肌内注射或用葡萄糖稀释后静脉注射。

第十一节 急性肝功能衰竭患者的监护

肝脏功能不全(hepatic insufficiency)是指当某些致病因素严重损伤肝细胞(包括肝实质细胞和库普弗细胞)时,可引起肝脏形态结构的破坏(变性、坏死、硬化)和肝功能(代谢、分泌、合成、解毒和免疫)的异常,进而出现黄疸、出血、继发性感染、肾功能障碍和脑病等病理过程或临床综合征。

肝脏功能衰竭(hepatic failure)是肝脏功能不全最为严重的表现,即急速而严重的肝脏损害,导致其合成、解毒、排泄和生物转化等功能的严重障碍而失代偿,相继出现以凝血机制障碍、高黄疸、中枢神经系统功能紊乱（肝性脑病）、肾功能衰竭（肝肾综合征）等为主的一组临床症候群。

一、病因

在我国，引起肝脏功能衰竭的主要病因是肝炎病毒（主要是乙型肝炎病毒），其次是药物及肝毒性物质（如乙醇、化学制剂等）。在欧美国家，药物是引起急性、亚急性肝衰竭的主要原因；酒精性肝损害常导致慢性肝衰竭。儿童肝衰竭还可见于遗传代谢性疾病。

二、肝功能衰竭发生、发展的过程、分类

分类：2006 年我国颁布了肝衰竭指南，启用了新的分类方法，现在肝衰竭被分为四类：急性肝衰竭（acute liver failure，ALF）、亚急性肝衰竭（subacute liver failure，SALF）、慢加急性（亚急性）肝衰竭（acute-on-chronic liver failure，ACLF）和慢性肝衰竭（chronic liver failure，CLF）。急性肝衰竭的特征是，起病急，发病 2 周内出现以Ⅱ度以上肝性脑病为特征的肝衰竭症候群；亚急性肝衰竭起病较急，发病 15 天至 26 周内出现肝衰竭症候群；慢加急性（亚急性）肝衰竭是在慢性肝病基础上出现的急性或亚急性肝功能失代偿；慢性肝衰竭是在肝硬化基础上，肝功能进行性减退导致的以腹水或门静脉高压、凝血功能障碍和肝性脑病等为主要表现的慢性肝功能失代偿。

分期：根据临床表现的严重程度，亚急性肝衰竭和慢加急性（亚急性）肝衰竭可分为早期、中期和晚期。

1.早期

（1）极度乏力，并有明显厌食、呕吐和腹胀等严重消化道症状。

（2）黄疸进行性加深（血清总胆红素≥171 μmol/L 或每日上升>17.1 μmol/L）。

（3）有出血倾向，30%<凝血酶原活动度（prothrombin time activity，PTA）≤40%。

（4）未出现肝性脑病或明显腹水。

2.中期

在肝衰竭早期表现基础上，病情进一步发展，出现以下两条之一者：

（1）出现Ⅱ度以下肝性脑病和（或）明显腹水。

（2）出血倾向明显（出血点或瘀斑），且 20%<PTA≤30%。

3.晚期

在肝衰竭中期表现基础上，病情进一步加重，出现以下三条之一者：

（1）有难治性并发症，例如肝肾综合征、上消化道大出血、严重感染和难以纠正的电解质紊乱等。

（2）出现Ⅲ度以上肝性脑病。

（3）有严重出血倾向（注射部位瘀斑等），PTA≤20%。

三、肝衰竭患者的临床表现

基本临床表现如下。

(1)健康状况全面衰退和显著乏力:患者虚弱,高度乏力,起床活动也感困难,生活不能自理等。

(2)消化道症状:严重患者食欲极度减退、厌油、上腹闷胀、恶心呕吐和呃逆不止、腹胀、肠鸣音减少或消失。

(3)黄疸进行性加深:患者表现为巩膜,皮肤黄染进行性加深。

(4)出血倾向明显:患者皮肤紫癜或瘀斑,自发性齿龈出血或鼻出血。

(5)焦虑和烦躁:患者有时表现坐卧不安,性情烦躁、焦虑、无所适从。

(6)低热:由于进行性肝细胞坏死或功能衰退的肝脏不能清除来自肠道的内毒素等毒性物质而出现持续低热。

(7)肝臭:肝衰竭患者,特别是肝性脑病患者,常发出一股似水果腐烂的臭味,称为肝臭。

(8)肝性脑病:急性肝衰患者,表现为急性肝性脑病,常伴重度黄疸。慢性肝衰竭患者,表现为慢性肝性脑病,黄疸不一定很深,甚至可以没有黄疸。

(9)腹水:是急性肝衰竭的中晚期表现,也是慢性肝衰竭的常见表现。

四、监护

1.消除诱因

肝性脑病的诱发因素主要是医源性的,如大剂量利尿剂、过量腹水、导泻不当,血制品与含氨药及镇静剂使用不当,感染控制不力,误服对肝脏有毒性的药物,合并肝性腹水、严重贫血、低血糖、心力衰竭、出血等。在消除诱因中应注意下列问题。

(1)配合医生掌握利尿药的注意事项,避免快速利尿。

(2)准确记录 24 h 出入液量,防止大量进液,引起低血钾、稀释性低血钠、脑水肿等从而诱发或加重肝性脑病。

(3)每天测体重、腹围 1 次,严密观察腹水变化情况,放腹水 1 次量不能超过 3 000 mL,防止水、电解质紊乱和酸碱平衡失衡。

(4)慎用库存血。

(5)禁用吗啡、哌替啶、巴比妥类安眠药和镇静药物。如临床确实需要,可用地西泮、扑尔敏(氯苯那敏)等,但用量宜小,为常用量的 1/3～1/2。

(6)肝性脑病患者由于肠蠕动减弱,易发生便秘,可口服或鼻饲 50%硫酸镁 30～50 mL 导泻,也可用生理盐水或弱酸溶液(盐水+白醋或稀盐酸)灌肠,忌用肥皂水灌肠。

(7)如发生感染应遵医嘱及时、准确地给予抗生素控制感染。

(8)告知患者戒除烟酒。

(9)一旦出现肝性脑病先兆症状,应严禁蛋白质摄入。

2.昏迷患者护理

(1)体位:患者取仰卧位,头略偏一侧以防头皮压伤或舌后坠阻塞呼吸道。

(2)保持呼吸道通畅,必要时行气管切开术。

(3)确保安全,可使用床挡保护,必要时用约束带。

(4)皮肤护理:定时为患者翻身,保持床褥及患者衣服干燥、平整,防止发生压疮。

(5)排泄护理:尿潴留患者给予留置导尿,定时记录尿量、颜色、气味。尿失禁患者尽量不采用导尿法。

(6)口腔、眼护理:对患者定时做口腔护理,对眼睑闭合不全、角膜外露的患者可用生理盐水纱布覆盖眼部。

(7)必要时用冰帽,降低颅内温度,减少脑细胞消耗,保护脑部功能。

3.药物护理

遵医嘱进行药物治疗,观察药物的作用、不良反应及用药注意事项,如静脉注射精氨酸速度不宜过快,以免引起流涎、面色潮红、呕吐等反应。

4.肠道护理

灌肠可清除肠内积血,使肠内保持酸性环境,减少氨的产生和吸收,协助患者取左侧卧位,用37～38℃的温水100 mL加食醋50 mL灌肠,1～2次/口,或乳果糖500 mL＋温水500 mL保留灌肠(肝性脑病者禁用肥皂水灌肠),使血氨降低。急性肝功能衰竭患者病情危重,变化快,病死率高,临床护理人员要密切观察病情变化,认真分析病情,准确判断病情。发现异常情况及时向医生汇报,以便及时准确地处理,防止并发症的发生,以便更好地挽救肝衰竭患者的生命。

5.饮食护理

遵循饮食治疗原则,给予低脂、高热量、低盐、清淡、新鲜、易消化的食物,戒烟酒,忌辛辣刺激性食物。可进流质和半流质饮食,少量多餐,合理调整食谱,保证食物新鲜可口。刺激食欲,以利营养成分吸收,促进肝细胞再生和修复。避免进食高蛋白饮食,有腹水和肾功能不全患者应控制钠盐摄入量(≤1 g/d)。少尿时可用利尿剂,有肝性脑病先兆者,忌食蛋白,防止血氨增高而致昏迷,有消化道出血者应禁食。

6.心理护理

(1)尊重患者,护理操作前应耐心解释。

(2)多与患者沟通,帮助其解决困难。

参考文献

[1]李昊,潘晔.急危重症护理学[M].长沙:中南大学出版社,2023

[2]万荣珍,陈玲.急危重症护理学思维导图[M].重庆:西南大学出版社,2021

[3]李文涛,崔巧玲.急危重症护理学(案例版)[M].北京:科学出版社,2018

[4]任小芳.新编临床急危重症护理学[M].西安:西安交通大学出版社,2015

[5]桑文凤.急危重症护理学[M].郑州:郑州大学出版社,2017

[6]朱红林.临床急危重症救治精要[M].开封:河南大学出版社,2020

[7]岑福兰,麦志伟,陈启明,等.急危重症救治原则与病例分析[M].南昌:江西科学技术出版社,2022

[8]陈红霞.急危重症救治与护理[M].长春:吉林大学出版社,2020

[9]孙向阳,王英,宋兆卿,等.急危重症监护与治疗[M].世界图书出版公司;中国出版集团公司,2022

[10]顾怀金.现代临床急危重症监护治疗学[M].上海:同济大学出版社,2020

[11]冯婷婷,李俊娟,王美芳.现代急危重症诊疗学[M].汕头:汕头大学出版社,2022

[12]牟万宏等.新编临床急危重症学[M].上海:上海交通大学出版社,2018

[13]史铁英.急危重症临床护理[M].北京:中国协和医科大学出版社,2018

[14]马志华,狄树亭,金松洋.急危重症护理[M].武汉:华中科技大学出版社,2019

[15]陈晓燕.急危重症护理[M].北京:北京师范大学出版社,2023

[16]于国华.急危重症疾病救治分析[M].开封:河南大学出版社,2024

[17]姜诗谦,周庆,张波,等.临床急危重症急救[M].济南:山东大学出版社,2021

[18]赵海霞,王云霞,朱国超,等.实用急危重症学[M].上海:上海交通大学出版社,2018

[19]张海海.急危重症诊疗实践[M].济南:山东大学出版社,2021

[20]逯萍等.现代临床急危重症学[M].上海:上海交通大学出版社,2018